HISTOIRE

DE

EUX OPÉRATIONS

CÉSARIENNES.

*

HISTOIRE

DE
DEUX OPÉRATIONS

CESARIENNES

Faites avec succès, la premiere le dix-sept Juin 1746 ; la seconde le vingt - neuf Avril 1749.

Par M. GUENIN, *Chirurgien à Crépy en Valois.*

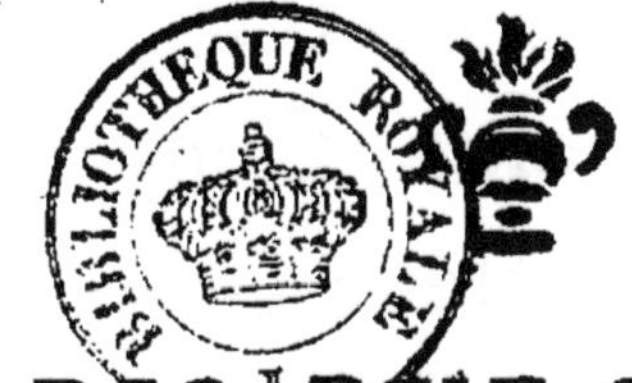

A PARIS, RUE S. JACQUES.

Chez { P. G. Le Mercier , Imprimeur-Libraire, au Livre d'or.
M. Lambert, Libraire.

M. D. CC. L.

Avec Approbation & Privilége du Roy.

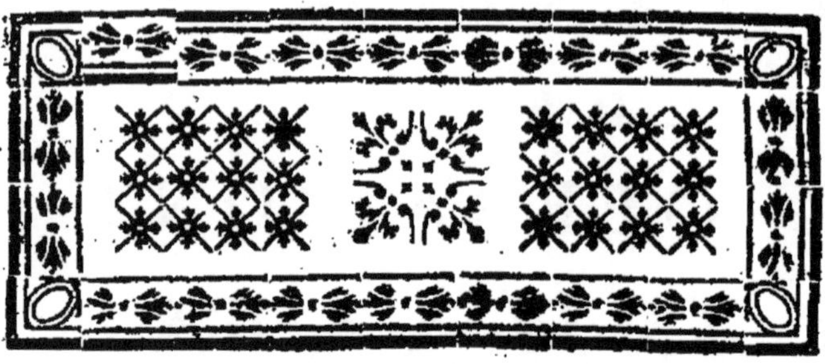

A

MONSIEUR

MORAND,

CHIRURGIEN DE PARIS,
Docteur en Médecine, Cen-
seur Royal , Inspecteur Général des Hôpitaux Militai-
res , Membre de l'Académie
Royale des Sciences , &c.

MONSIEUR,

*Les Ouvrages qui ont rapport
à l'utilité publique , & au bien de*

l'humanité , ne doivent paroître que sous les auspices des personnes qui n'ont point d'autre objet : vous le remplissez avec un applaudissement général, & la Chirurgie vous nomme parmi ses membres qui l'honorent le plus ; c'est à ce titre que j'ose vous offrir ce premier hommage de mon travail : daignez , je vous prie , n'y regarder que le but que je me suis proposé , & permettez qu'à cette occasion je fasse éclater les sentimens du respect avec lequel j'ai l'honneur d'être ,

MONSIEUR,

Votre très - humble
& très - obéissant
Serviteur GUENIN,

AVANT-PROPOS.

IL est incontestable que la Chirurgie est un des arts les plus nécessaires au genre humain ; & que de toutes les parties de cet art, une des plus précieuses, est celle qui facilite la naissance aux enfans.

Une Opération importante dans cette partie de la Chirurgie, est sans contredit celle que l'on appelle *Césarienne*. Peu d'Auteurs

ont écrit fur cette Opération , & ceux qui en ont le
mieux écrit , foit pour en
prouver la poffibilité, foit
pour en prefcrire les régles,
ont rencontré tant de contradicteurs , que les habiles
gens de ce fiécle ont paru
ne fe rendre qu'aux faits
dont ils ont été témoins &
qui ont prouvé par la réuffi-
te qu'on pouvoit l'entre-
prendre.

J'ai eû le bonheur de réuffir dans une , & je crois ne
pouvoir mieux profiter d'un
fi heureux fuccès,qu'en ren-

dant publique la méthode que j'ai fuivie ; afin que les Maîtres de l'Art foient en état de donner des régles fixes pour fe conduire dans une occafion fi critique , & que les Eleves apprennent ce qu'ils doivent pratiquer.

Mon deffein eft de mettre au jour un fait certain & bien prouvé ; j'en joins à ma Differtation les témoignages authentiques.

Je me propofe donc de rendre compte d'une Opération Céfarienne , que j'ai faite le 17e. jour de Juin

1746 , ainſi que du traite-
ment & des remédes que
j'ai employés pour parvenir
à la cure parfaite ; & j'en
fais précéder l'Hiſtoire par
quelques recherches ſur cette Opération. Les Mémoi-
res de l'Académie Royale
de Chirurgie nous appren-
nent que cette Opération a
été employée pluſieurs fois.
La ſituation dans laquelle
étoit la femme ſur laquelle
je l'ai pratiquée ne me per-
mettoit aucune autre voie
pour l'accouchement ; d'autres Chirurgiens avoient en

trois tems différens arraché
par morceaux trois enfans,
dont la mere s'étoit trouvée
enceinte dans les années
précédentes. La femme qui
m'avoit mandé, me donna
toute fa confiance ; je con-
fultai le mari & les parens :
leur confentement me laif-
fa dans une liberté entiere
d'entreprendre cette opé-
ration, j'en voyois la néceffité, & je me confir-
mai même dans le deffein
où j'étois par une lecture
réfléchie des régles que
nous donne M. Collet,

célébre continuateur de M.
Tournely.

Voici comme il s'explique :

Une femme enceinte, ne pouvant accoucher par les voies ordinaires , doit souffrir l'Opération Césarienne afin que son enfant soit baptisé & ne meurt pas privé de ce Sacrement ; pourvû cependant qu'elle ait assez de force , & le Chirurgien assez d'habileté, *Matrem gravidam, in desperatione partûs naturalis, teneri ad patiendam sectionem Cæsaream ut baptisetur proles quam utero gestat , & quæ aliàs sine Baptismo moritura est : modò tamen & mulier ità robusta sit , & Chirurgus ità solers & peritus, ut spes adsit probabilis operatio-*

nem illam, nec matri nec infanti fatalem fore, tametsi nunquàm fieri posset sine periculo : ità censet Theophilus Renaudus, Ethica amoris : & alii quidam qui salutem matris sectæ, inter casus metaphysicos recensendam non esse probant, tum Chirurgorum plurium, tum frequenti experientiâ Jacobi Robini ex ordine Minorum, qui sæpiùs testificatus est quintum se

pour qu'il soit probable que l'opération ne sera funeste, ni à la mere, ni à l'enfant, quoiqu'on ne puisse jamais la faire sans péril : c'est le sentiment de Théophile Renaud dans le Traité qu'il a intitulé, *Ethica amoris :* plusieurs l'ont suivi, en jugeant que cette opération ne pouvoit être mise au nombre des cas métaphysiques, tant par l'autorité de plusieurs Chirurgiens , que par l'expérience multipliée sur la mere de Jacques Robin Cordelier, qui a souvent dit & attesté qu'il étoit le cinquiéme enfant que certain Chirurgien eût tiré par cette voie des entrailles de sa mere , lequel Chirurgien avoit le secret de suspendre & même d'étouffer le sentiment de la douleur au moyen d'un

esse ex fratribus cæso matris utero editum operâ Chirurgi cujusdam , qui ope remedii soporiferi dolorem sectionis solerter præclusit ; quod si sectio cæsarea attentâ matris infirmitate aut Chirurgorum imperitiâ ità periculosa judicaretur, ut probabili maternæ incolumitatis spe destituta foret , non liceret eam tentare , quia , juxtà sanctum Thomam , non debet homo occidere matrem , ut baptiſet puerum, cùm numquam facienda ſint mala ut eveniant bona.

D. COLLET *continuator* D. TOURNELI *vol.* 5. *Tract. de charitate, p.* 450. *cap.* 10. *art.* 30. *num.* 30.

ſoporatif : mais ſi la ſection Céſarienne paroiſſoit tellement dangereuſe, ou par la foibleſſe de la mere, ou par l'impéritie du Chirurgien, qu'il n'y eût point d'apparence de la ſauver, il ne ſeroit pas permis alors de la tenter, parce que, ſuivant S. Thomas, on ne doit pas faire mourir la mere pour baptiſer l'enfant, le deſir de faire un bien ne juſtifiant jamais un mal.

J'ai ſuivi à peu près la méthode d'opérer que quelques Auteurs preſcrivent

pour parvenir à une cur
parfaite ; & fi l'on reconnoî
quelque différence dans m
façon d'opérer, d'avec cel
les qui font enfeignées , j
n'y ai été engagé que par
des raifons que j'explique ;
j'ofe affûrer que peu ont
guéri en fi peu de tems que
je l'ai fait , n'ayant d'autre fecours que celui d'une
fage-femme de Village &
d'une Payfanne voifine : j'ai
opéré en vingt minutes ,
la mere a alaîté fon fruit
douze jours après l'opération, elle a été entiérement

guérie le dix-neuviéme ; le quinze il ne reſtoit plus qu'une cicatrice longue de trois à quatre pouces, profonde de quatre à cinq lignes, & large de deux.

Dans l'Expoſé que je fais, je rapporte la méthode des Auteurs les plus connus, & les raiſons qui m'ont déterminé à m'en écarter en différens points. Je ferai voir que l'opinion de ceux qui ne veulent opérer qu'à l'extrémité, eſt abſurde, puiſque l'expérience prouve la

*

poſſibilité de la guériſon : poſſibilité démontrée par tous les faits rapportés dans les Mémoires de l'Acadé-mie Royale de Chirurgie, par M. Simon (*a*) dans ſes recherches exactes ſur cette Opération. Je prouve que les accidens à craindre de cette Opération ſont moins grands qu'on ne ſe l'imagi-ne ; mon but eſt de rendre l'accouchement Céſarien

—————————

(*a*) M. Simon, Maître-ès-arts, Chirurgien de Saint Côme, & Dé-monſtrateur Royal. *Partie 3. p. 210.*

plus

plus commun, & d'en sou-
tenir la pratique.

J'espere que ceux qui
dans la suite se trouveront
dans le cas d'opérer, ne
douteront plus de la possibilité de l'Opération, & l'e-
xécuteront avec plus de facilité & même de hardiesse,
ayant toujours devant les
yeux, ainsi que l'ont re-
commandé plusieurs Au-
teurs, le principe de Celse :
*Anceps remedium, meliùs ex-
periri quàm nullum.*

Je joins à cette Disserta-

* B

tion un Mémoire préfenté
fur ce fujet à Meffieurs les
Docteurs en Théologie de
l'Univerfité de Paris , avec
leur réponfe ; & celle à la
queftion fur le Baptême par
injection, avec leur fentiment.

HISTOIRE

D'UNE OPÉRATION

CÉSARIENNE,

FAITE AVEC SUCCÈS.

P ERSONNE n'ignore ce que le terme d'Opération Césarienne signifie. Pline fait entendre que Scipion l'Africain ne pouvant sortir du sein de sa mere par les ressorts ordinaires de la nature, l'on eut recours à l'art : desorte

que les Accoucheurs, après avoir
inutilement épuisé leur science,
résolurent de faire une incision
au ventre de la mere morte,
pour extraire de la Matrice l'enfant dont elle étoit enceinte. (*a*)
Cet Auteur par ce récit ne
nous apprend que l'origine des
noms *Céfar* & *Céfarienne*, puif-
qu'il nous dit que l'enfant fût,
à caufe de l'Opération faite fur
fa mere, furnommé Céfar, *à
cæfâ matre*, & l'Opération appellée Céfarienne.

Le Public par ce terme entend toujours une incifion faite

[*a*] Aufpicatius, inquit, enectâ pa-
rente, gignantur ficut Scipio Africanus,
prior natus, primus Cæfarium à cæfo matrîs
utero dictus. *Cap. 90. Lib. 7. Hift. Natur.*

au ventre d'une femme, qu'elle
foit morte, expirante, vivante,
quand on a opéré, c'eft pour lui
la même chofe; mais les Artiftes
conçoivent, lorfqu'on ne s'explique point, que c'eft fur un
fujet vivant, en état de guérir,
que l'Opération a été pratiquée;
c'eft là la véritable idée que l'on
doit avoir du terme: car la fec-
tion faite fur une femme morte
ne doit être regardée que comme une incifion exécutée fur un
cadavre pour extraire le fœtus,
le baptifer, & lui conferver la
vie, puifque le Chirurgien n'a
aucune partie à ménager dans la
mere, ni aucune régle à fuivre,
que celle de ne pas bleffer l'enfant.

Plusieurs Auteurs soutiennent qu'avant Scipion, elle avoit déja été pratiquée ; il faut donc que les anciens se soient servis entr'eux d'un autre terme pour la signifier : car tous ceux qui ont traité des Opérations en général, n'ont pû lui prouver une étymologie plus ancienne que celle de Pline : & M. Simon dans les recherches qu'il a présentées à l'Académie Royale de Chirurgie, ne nous en cite la pratique que depuis 1500. En lisant ceux qui en ont parlé , il est aisé de connoître que presque chaque siécle a fourni des contradicteurs sur sa possibilité.

Entre les anciens qui en ont pris le parti, Rousset , Zacchias ,

Sennert font les principaux ; entre les auteurs modernes , la
Motte & Deventer ; mais il n'y
en a point qui fe foit expliqué
plus au long que Rouffet qui vivoit à la fin de 1600 ; il a fi fort
approfondi cette matiere , qu'il
a répondu à toutes les queftions
qu'on lui a propofées , & à celles
même que l'on feroit aujour-
d'hui : effectivement , il en a fait
voir 1.º. La néceffité & l'utilité :
2º. La poffibilité : 3º. Que les
accidens d'une couche difficile font plus redoutables que l'O-
pération : 4º. Sa fûreté par l'expérience qu'il en avoit faite. Il
eut pour adverfaires Ambroife
Paré & Jacques Marchand Chirurgiens de Paris. On vit enfuite

cette Opération contrariée par
plusieurs, mais surtout par Mo-
riceau pere, & Dionis, & ce
dernier s'exprime même très-
durement à son occasion en par-
lant de ceux qui la tenteroient.
(*a*) « Il faut, dit-il, qu'un mari
» soit aussi barbare que le fut
» Henri VIII. Roi d'Angleterre
» pour le permettre, & qu'un
» Chirurgien manque d'humanité ; » & il ajoute que l'idée seule
d'ouvrir une femme vivante doit
faire trembler le plus intrépide ;
& quand on montre à ceux qui
pensent comme lui la cicatrice
de l'incision, ils disent que c'est
celle de l'ouverture d'un abscès.

[*a*] Dionis dans son Traité des Opérations. *p.* 153.

Le

Le fçavant Commentateur de Dionis n'eſt pas de ſon ſenti-ment ſur cette Opération (*a*) : il rappporte beaucoup de raiſons pour & contre , il ſemble em-barraſſé pour donner ſa déciſion, mais il cite un fait très rare qui ſe trouve tout au long dans l'Hiſtoire de l'Académie Roya-le des Sciences. L'an 1723. Ma-dame Flandrin, Sage-femme de la Ville de Baſle, fut mandée par Marguerite François âgée de quarante-huit ans qui étoit alors en travail , afin qu'elle lui procu-rât un prompt accouchement; mais la Dame Flandrin ayant inutilement employé ſon adreſ-

---

M. de la Faye , Démonſtrateur Royal à S. Côme. Trait. de Dionis p. 171. & 172.

fe , fentît que la tête du fœtus étoit fi groffe, qu'elle ne pouvoit fortir par l'Orifice , ne fçachant quel parti prendre , elle confulta M. Michel Médecin fur ce qu'elle avoit à faire ; fur le rapport qu'elle lui fît , le Sieur Michel lui confeilla d'en venir à l'accouchement Céfarien , qu'elle entreprit le feptiéme jour des douleurs de cette femme en travail , & cela avec tant de dextérité & de courage , qu'elle guérit parfaitement fa malade. Si donc une Sage-femme a eu affez de hardieffe & de force fur elle-même pour tenter une Opération de ce genre, à plus forte raifon les Chirurgiens qui connoiffent les régles de l'art peuvent-ils l'entreprendre.

L'on entend fouvent parler de femmes qui ont fouffert cette incifion. Senneft en cite qui ont été délivrées jufqu'à fix fois par cette Opération. Une a été fept fois dans le cas : d'autres ont furvéçû de plufieurs années, & même fait plufieurs couches naturelles à la fuite de cette Opération. Outre celles que l'on ne connoît pas & fur lefquelles les Opérateurs ont mal-à-propos gardé le filence, les Mémoires de l'Académie de Chirurgie citent depuis 1500. jufqu'en 1746. inclufivement plus de foixante accouchemens Céfariens, fans compter celui que je propofe. M. Simon en donne des

preuves certaines avec les noms
de trente - huit femmes arra-
chées des bras de la mort par
notre Opération, entre lefquelles on en trouve une qui a eu ce
malheur deux fois, deux autres
chacune trois fois, la femme
d'un Chirurgien de Paris cinq
fois, une autre fept fois, & enfin
deux chacune fix fois. Dans le
Duché de Valois où je réfide,
j'apprends de plufieurs perfonnes qu'un Chirurgien appellé la
Comté l'a pratiquée avec fuccès
cinq fois fur fa femme : mais
quand on ignoreroit cet exemple, les précédens, auffi bien
prouvés qu'ils le font, fuffifent
pour ne laiffer aucun doute fur
la poffibilité, & femblent en

prouver la néceſſité dans les dangers évidens de mort. Je paſſe à l'Hiſtoire de mon Opération

Je fus appellé le 17. Juin 1746. par Jean Claude le Long, Garde-vente, Epoux de Marie Claire Thiecot, demeurant à Proge-les-Combry, dans le Comté de Nanteüil le Haudoüin, à deux lieües de Crépy, Capitale du Duché de Valois, ma réſidence, & diſtante de treize lieües de Paris ; il me dit que ſa femme étoit en travail dès la veille, qu'elle avoit déja eu trois enfans venus à terme, mais tous morts, parce qu'on avoit été obligés de les tirer du ventre de leur mere par le Crochet, & que si je ne trouvois d'autre moyen de la délivrer, celui-ci seroit le quatriéme qui subiroit le même sort: m'étant pressé à ce récit, & arrivé chez elle, j'interrogeai la Sage-femme & la Malade sur son état, & sur les circonstances de ses couches précédentes; & enfin m'instruisant moi-même selon les régles de l'art, je sentis que le fœtus présentoit le coude au passage, qu'il avoit la main renversée sur le dos & élevée sur l'épine de l'Omoplatte; & évitant de le blesser, je le retournai de derriere en devant, puis le prenant à l'Apophise radiale, je le fis passer par l'Orifice : ce qui étant fait, la mere sentît à l'instant qu'il étoit

en vie par les différens mouve-
mens de fon bras , & je le connus moi-même par ceux qu'il
fit de fes doigts ; je le baptifai fur
cette partie , & j'examinai fi
l'accouchement naturel pouvoit
être pratiqué : le voyant impoffible , je conclus pour le Céfarien & ne penfai plus qu'à l'é-
xécuter.

Avant de le propofer , j'examinai par l'état du poulx & par
le ton de voix de la femme, fi
les forces de la Malade étoient
fuffifantes ; enfuite je lui re-
préfentai , à fon mari & aux
affiftans le danger où elle fe trouvoit , & la néceffité preffante
qu'il y avoit d'opérer : je lui dis
qu'au lieu de trois heures qu'elle

avoit fouffert dans fes couches précédentes, les douleurs de celle-ci ne dureroient que quinze minutes au plus : l'ayant perfuadée, les parens la firent adminiftrer. Je préparai mon appareil qui confiftoit en aiguilles enfilées d'un cordonnet, fait de plufieurs brins de fil tortillé, ciré & enduit par-deffus la cire d'un peu de fuif, pour le rendre plus coulant ; un biftouri droit, deux compreffes quarrées, une longitudinale, du vin chaud, du linge fin, faute d'éponge, pour effuyer le fang, des ferviettes doublées quarrément, une bande longue de quatre aulnes, large de quatre doigts environ, roulée à double chef, & percée dans fon milieu , pour la rendre uniffante , du feu près le lit dans un réchaud , outre celui de la cheminée , de l'eau de vie & du vin verfés dans des taffes , un bouillon prêt à prendre , le lit garni de linge , la Malade ayant une demie-chemife ouverte par-devant , le col & le fein bien couverts , quelqu'un pour fervir à la parole , les portes & fenêtres éxactement fermées , ainfi que les rideaux du lit, enfin deux lumiéres, pour en avoir une de chaque côté.

La Malade fituée fur fon lit , couchée fur le dos , un peu penchée du côté oppofé à l'endroit choifi pour lui faire l'incifion , afin de tenir les tégumens plus

tendus; je plaçai la Sage-femme
du côté gauche, & une payfanne du côté droit, près de moi,
chacune tenante d'une main
une lumiére, & de l'autre une
main de la Malade; je fis pincer
par la Sage-femme la peau d'un
côté, pendant que je la pinçois
de l'autre, j'incifai entre nos
deux mains les tégumens de la
longueur de fix pouces environ
en ligne droite, commençant à
un pouce au-deffous de l'umbilic, & continuant jufqu'à un
pouce environ du pubis: l'ayant
fait enfuite fituer droite fur le
dos, au lieu de penchée qu'elle
étoit, je continuai d'incifer la
graiffe, les mufcles & le péritoine pour découvrir la Matrice,

mais les inteſtins voulant ſortir,
je fus obligé de les mettre en ſituation , & les faire contenir
avant d'inciſer la Matrice , puis
paſſant le doigt dans le bas de
la playe , pour baiſſer le fond de
la veſſie , en cas qu'elle ſe pré-
ſentât , je fis l'ouverture de la
Matrice dans ſon corps , à un
pouce & demi environ de ſon
fond , ayant commencé par la
faire ſuffiſante pour introduire
le doigt indice gauche , intro-
duiſant par-deſſus la pointe du
biſtouri, je continuai l'inciſion
de bas en haut de la longueur néceſſaire , & le plus droit qu'il me
fût poſſible pour l'extraction du
Fœtus , en évitant de monter
trop haut vers ſon fond, j'ouvris

l'amnios, & l'enfant étant dé-
couvert, j'éxaminai fa fituation,
& après l'avoir extrait, ainfi que
le placenta, je remarquai la caufe des couches forcées de la
Malade. Je connus par la pofi-
tion du Fœtus, qu'il avoit le fin-
ciput logé prefque dans le trou
ovalaire, fa main droite paffant
par l'orifice, mais un peu enflée
par fon étranglement en ces parties, les feffes élevées & tour-
nées du côté du fond de la Matrice, le cordon de l'arriére-
faix, paffant entre les cuiffes &
les pieds prefque fur fon vifage.

L'ayant extrait, comme j'ai
dit, je portai la main dans le
baffin de la mere, & je crus fen-
tir une irrégularité formée par

la tubérofité inférieure de l'if-
chion gauche, exoftofée du côté du coccix, ce qui pouvoit
empêcher l'accouchement naturel.

L'hémorragie après l'opération ne fut pas confidérable, il
n'y eut qu'une artére ouverte à
la premiére incifion, & le fang
répandu tant par ce vaiffeau que
par les autres, auroit à peine
rempli une palette, parce qu'-
ayant fait une preffion du pouce
& du doigt indice à fon embou-
chure, il n'a prefque plus fourni,
j'appliquai feulement une pelote
de charpie, j'effuyai enfuite avec
de petits linges le fang répandu,
je baffinai de vin tiéde toutes les
parties, je les plaçai comme el-

les le devoient être ; je plaçai de niveau les muscles & tégumens, je coupai d'un coup de ciseau un morceau de l'épiploon , qui sortoit par le bas de la plaie , sans même y faire de ligature , ne voyant point de sang couler , & prenant ensuite mes aiguilles enfilées comme j'ai dit , je commençai la suture dans le bas de la plaie pour l'y arrêter , en faisant un point de chaque aiguille de dedans en dehors , & ôtant une des aiguilles , j'en laissai pendre l'excédent d'un tiers sur l'aîne , ne faisant qu'un nœud à boucle pour l'arrêter seulement & le défaire quand je voudrois , en tirant le bout à peu près comme on fait celui d'un lacet de corps baleiné, puis prenant de la main droite l'aiguille reftante, & paffant le doigt indice de la main gauche fous les mufcles & tégumens mis de niveau; je fis la future en continuant de paffer mon aiguille de dedans en dehors de chaque côté, & jufqu'au haut, faifant un point de plus pour arrêter la future par un deuxiéme nœud à boucle, fans en couper l'excédent, en obfervant pendant tous les points de future de faire contenir les deux côtés de la plaie, pour ne pas faire fouffrir la Malade, & éviter l'éraillement. L'opération finie je baffinai de vin tiéde, mêlé d'un peu d'eau de vie, la circonférence de la plaie; j'appliquai un plu-

maceau imbibé de cette liqueur
fur la future , ainfi que la compreffe longitudinale que je pofai
par - deffus ; enfuite les deux
compreffes quarrées à droite &
à gauche, & diftantes de quatre
à fix lignes les unes des autres ,
afin qu'en faifant le circulaire
de la bande , elles puffent être
approchées l'une contre l'autre,
comme fi toutes les trois n'en
compofoient qu'une feule ; je fis
à chacune de celle des côtés un
renverfé du repli de la cuiffe fur
le bas-ventre , j'appliquai une
portion de la bande fur les reins,
puis prenant de chaque main un
chef de la bande en les dérou_
lant jufqu'à la ligne blanche, je
paffai l'une à travers de l'autre

par

par l'ouverture faite dans fon milieu, pour la rendre uniffante;
je commençai le premier doloir
à la partie moyenne & fupérieu-
re de la plaie, le fecond fur le
bas, & le troifiéme fur le haut,
allant jufques fur l'umbilic, obfervant de percer la bande dans
fon milieu aux deux derniers
tours, & toujours fur la plaie,
ne ferrant, comme j'ai dit, chaque tour, que pour unir & fervir
de maintien, tant à la future
qu'aux trois compreffes: j'arrêtai
enfin les deux chefs de la bande
fur les côtés; enfuite je fituai la
Malade un peu haut & droite fur
le dos, fuffifamment pour donner une pente à l'écoulement du
pus, & empêcher que la matiére

ne resta long-temps entre les sutures.

Etant retourné quatre à cinq heures après l'opération chez la Malade , j'éxaminai la situation & l'état de la plaie, & j'apperçus une hémorragie par l'écoulement d'un sang clair & vif dans le bas de la suture : pour y remédier , je défis le nœud inférieur, tant pour comprimer ou nouer l'artére s'il l'eût fallu , que pour ôter le sang coagulé , & faisant maintenir les deux côtés de la plaie avec des linges chauds , je lâchai le nœud supérieur , & défaisant la suture d'un point à l'autre , je laissai deux à trois pouces d'espace entre les deux , & continuant ainsi des deux cô‑

tés de la ſuture , dès que les points furent lâchés , la plaie s'entrouvrit toute ſeule du haut en bas ; j'apperçus d'abord la branche d'artére qui fourniſſoit le ſang , lequel s'étoit preſque arrêté & un caillot de ſang du volume d'un œuf de poule ſur le fond de la Matrice , avec pluſieurs grumaux répandus le long de la plaie , le tout à la quantité d'environ une palette ; j'enlevai tout ce ſang , j'eſſuyai la plaie avec de petits linges , & je rapprochai les lévres de la plaie , les faiſant maintenir pendant que je reſſerrois chaque point avec la même méthode que le matin de l'opération ; le reſte de l'appareil comme le précédent.

D ij

J'ai préfentement à rendre compte de la conduite que j'ai tenue jufqu'à parfaite guérifon.

Je fis obferver à la Malade, jufqu'au douziéme jour, une diéte févère, ne lui donnant que du bouillon & de la ptifanne. Le lendemain de l'opération je la trouvai fans fiévre, je levai l'appareil, & je remarquai qu'elle avoit le ventre un peu tendu & douloureux des deux côtés de la plaie; pour y remédier je fis faire un cataplafme avec les feuilles & fleurs de Mauves, Guimauve, Mercurialle & Camomille, huile de Lys, d'Olive & de Mille-Pertuis & un morceau de Beurre frais : avant de l'appliquer je fis une embrocation fur

toute la région du bas-ventre ;
je mis fur la plaie un plumaceau
chargé de Bafilicum, foutenu
de compreſſes, & le reſte de
l'appareil.

Le troifiéme jour j'apperçus
une tumeur qui occupoit le pli
de la cuiſſe, & fur laquelle j'appliquai un cataplaſme anodin ;
je panfai la plaie comme le jour
précédent. Sur les quatre heures
du foir, il lui prit un friſſon qui
dura quatre à cinq heures, & fe
termina par une fiévre qui conti-
nua jufqu'au lendemain environ
fept heures du matin, & finit
par une fueur de deux heures.

Le cinquiéme jour je remarquai que la tumeur du pli de la
cuiſſe commençoit à s'amollir,

que l'inflammation des lévres de
la plaie diminuoit, & que la fuppuration s'établiffoit; je continuai les mêmes panfemens.

Le fixiéme jour j'appris que
l'accès de fiévre qu'elle avoit eu
la veille avoit changé d'heure,
que le friffon l'avoit prife à dix
heures du foir & avoit duré deux
heures, & que l'accès avoit fini
à cinq heures du matin par une
fueur à peu près égale à la précédente. Ayant levé l'appareil, je
trouvai la fuppuration bien établie, & l'inflammation des bords
de la plaie prefque diffipée; je
reconnus à la tumeur une fluc-
tuation, avec difpofition à s'ouvrir du côté de l'aîne droite; je
crus cependant que la matiére

pourroit s'écouler par fa pente
vers le bas de la plaie ; je continuai le cataplafme & les mêmes
panfemens que le jour précédent.

Le feptiéme jour la Malade
n'eut point de friffon , la fiévre
commença à minuit & dura jufqu'à fept heures du matin, s'é-
tant terminée par une fueur d'u-
ne heure ; ce fut le dernier accès
qu'elle eut. Les compreffes &
le cataplafme ne furent pas plutôt levés, que la matiére s'écou-
la par le bas de la plaie : comme
je vis tous les accidens de l'ab-
cès diminué, je ceffai l'ufage du
cataplafme , & je ne mis que du
digeftif fur la plaie.

Le huitiéme jour la Malade

fut fans fiévre ; je continuai les mêmes panfemens jufqu'au dou-ziéme.

Le douziéme jour, la plaie étant prefque réunie, je coupai tous les fils de la future.

Le treiziéme jour je lui per-mis un peu de nourriture.

Le quatorze, le lacet de la future me paroiffant trop lâche, je la refferrai comme je l'ai dit ci-deffus.

Le quinziéme, connoiffant l'inutilité de la future, & voyant les lévres de la plaie remifes, je coupai le lacet, j'ôtai les fils, & j'appliquai un emplâtre mêlé de defficatif rouge, avec partie égale de blanc rhafis.

Le dix-huitiéme jour après l'opération,

l'opération , les bandes & le reſte de l'appareil furent abſolument inutiles.

Le dix-neuviéme elle fut relevée , & le vingt elle vint à Crépy , à deux lieues de chez elle, me rendre viſite ; les perſonnes qui ont ſigné l'Acte de notoriété s'empreſſerent de la venir voir chez moi.

Comme la méthode que j'ai ſuivie dans mon Opération diffère en pluſieurs points de celles que quelques Auteurs preſcrivent, je vais en faire une eſpece de paralléle , afin que le lecteur ſoit en état de juger des changemens que j'y ai fait , & des raiſons que j'ai eu pour les faire.

E

Ruleau qui l'a pratiquée avec fuccès le 25 Février 1689. fur Catherine Savineau, âgée de 33 ans, femme d'Etienne Regnoult, Marchand à Xaintes, nous dit qu'il faut

1°. Situer la Malade fur le bord du lit, lui faire lier fortement les jambes & les pieds, & les faire tenir par deux perfonnes robuftes, ainfi que fes mains.

2°. Marquer avec de l'encre fur l'abdomen l'endroit que l'on doit incifer, entre le nombril & le flanc.

3°. Se fervir de rafoir pour faire l'incifion, & dès que l'on a tiré l'enfant hors de la matrice, & que la plaie eft net-

te, marquer les points de future.

4°. Avant de faire la future, couler dans la matrice du baume d'arceus & de l'huile d'hipéricum, mêlés enfemble.

5°. Mettre une tente attachée d'un fil, garnie de digeftif, dans l'angle inférieur de la plaie, pendant le temps du panfement.

6°. Sitôt la future faite, fans coudre la matrice, faire fur le ventre une embrocation d'huile rofat, & appliquer un aftringent compofé de bol fin, de terre figillée, de maftic, de poudre de rofes rouges, & de blancs d'œufs, mettre enfuite par-deffus une compreffe trempée dans le vin aromatique.

E ij

7°. Délier ensuite la Malade & la tenir penchée du côté de la plaie , & cependant un peu élevée pour l'évacuation des matiéres.

8°. Se servir d'un pessaire fait d'un cierge percé , enveloppé de linge fin , & trempé dans l'huile.

Dionis après s'être expliqué fur l'impossibilité du succès de l'opération , ne laisse pas de décrire sa maniére , il dit qu'il faut faire avec de l'encre une ligne de six pouces , en forme de croissant ; qu'il faut ouvrir le fond de la matrice , & , l'opération étant faite , appliquer un emplâtre sur la plaie.

Verduc differe de tous les

deux, fur la prétendue néceffité de tracer avec de l'encre l'incision & les petits points de future. Il s'accorde avec Ruleau fur le peffaire, & il ajoute des injections.

Voici en quoi mon opération différe de leurs méthodes.

J'ai fupprimé 1°. l'appareil effrayant de la ligature des jambes; 2°. l'ufage de l'encre pour marquer la trace de l'incifion & les points de future; 3° le baume coulé dans la matrice, de même que le rafoir pour incifer; 4°. la tente, les poudres aftringentes & l'emplâtre; 5°. le peffaire & les injections; 6°. j'ai différé encore de tous trois par la partie de la matrice intéreffée

dans l'incifion , & la méthode
de la future , & enfin par les pié-
ces de l'appareil.

Voici les raifons que j'ai eues
pour m'écarter des méthodes
que je viens de décrire. L'appareil de la ligature des jambes
ne peut qu'intimider la Malade :
elle eft fi foible, qu'elle eft aifément tenue avec les mains , &
la douleur n'étant que dans l'incifion de la peau , elle eft fi
courte , que les plaintes finiffent
avec l'incifion de ce tégument.

Je n'ai point tracé de ligne ,
ni marqué aucun point noir ,
parce que cette précaution me
femble inutile.

Les tégumens ne font pas plutôt incifés , que les lévres de la

plaie s'éloignent de trois pouces au moins , & le fond peut
fervir de guide à celui qui opére. L'opération étant faite , que
les points de future ne foient
pas égaux ; que la cicatrice foit
un peu plus , un peu moins
droite , quel rifque y a-t-il ,
auffitôt que les tégumens ont
été incifés ?

J'ai fait prendre à la Malade
une fituation plus droite, au lieu
de penchée qu'elle étoit lors de
l'incifion, afin que le fang, & la
fuppuration enfuite, fuffent for-
cés à fe diriger par leur poids &
par un écoulement plus prompt
dans le bas de la plaie , ne tom-
bant ni à droite ni à gauche.

J'ai ouvert la matrice antérieurement dans son corps plutôt que dans son fond, de crainte de couper le placenta, & pour éviter l'hémorragie que l'incision que l'on en feroit peut produire ; j'ai cru par-là parer l'accident survenu à Ruleau, qui dit qu'après l'opération faite, les vuidanges passerent par la plaie, quelque précaution qu'il eût apportée pour l'empêcher, ce qui causa une si grande puanteur à cette plaie pendant sept à huit jours, qu'à peine pouvoit-on demeurer dans la chambre de la Malade.

J'ai fait une suture entrelassée, parce qu'elle me paroît plus facile à pratiquer pour un homme qui opére seul, & parce

que le pus peut couler & fortir
plus facilement de la plaie ; j'ai
fait deux nœuds à boucle aux
deux extrémités, & laiffé même
une certaine longueur de fil,
afin qu'en les lâchant je pus remédier à l'hémorragie & au dépôt qui euffent pû furvenir, &
ôter le fang qui peut être coagulé ; ou au moins me rendre
certain des vaiffeaux ouverts
qui peuvent échapper à la vue
en opérant, lefquels fourniffant
du fang peu à peu formeroient
ce qu'il y a de plus à craindre,
comme un abfcès ou un dépôt,
tant du fang répandu que de la
fuppuration qui fe fait pour former la réunion des parties divi-
fées : enfin j'ai cru que cette

future avoit la commodité de se lâcher & se refferrer quand on vouloit, en prenant les précautions que j'ai expliquées ci-devant.

Je ne me fuis point fervi de poudres aftringentes, parce que non-feulement elles me femblent inutiles, mais même préjudiciables ; inutiles, parce que l'hémorragie eft de petite conféquence ; préjudiciables, parce que les aftringens font un obftacle au paffage du fang en dehors, & peuvent l'obliger de prendre fon cours vers le baffin, ce qui formeroit un abfcès.

Je n'ai point mis en ufage la tente prefcrite par Ruleau & par Dionis, parce qu'ayant fait fituer la Malade huit à dix jours, droite fur le dos, & fuffifam-ment élevée, j'ai forcé le pus de s'écouler par fon poids vers les aînes ; d'ailleurs, cette tente pourroit produire de mauvais effets, en ce qu'elle fait un trou rond, & qu'elle bleffe les par-ties qu'elle touche.

La fituation élevée me paroît d'autant meilleure, que le pus coulant continuellement du haut en bas & en dehors, il ne féjourne point fur les parties voifines, au lieu que celle de Ruleau en faifant pencher la Malade fur le côté après l'opé-ration, fait une preffion d'un côté de la plaie fur l'autre, & que l'écoulement des matiéres doit se faire plus difficilement ; d'ailleurs la matrice loin de se remettre dans sa position naturelle, se trouve gênée, ce qui pourroit procurer quelque inconvénient que l'on ne sçauroit à quoi attribuer.

Je n'ai point suivi Ruleau & Verduc dans l'usage du pessaire, parce qu'il n'y en avoit aucune nécessité, & en aucun cas je ne la conçois pas.

Quelle différence y a-t-il pour l'écoulement des lochies après l'opération Césarienne ou après l'accouchement naturel ? Ne voit-on pas sortir de la matrice des restes d'arriére-faix, plus gros que ne pourroient être les grumeaux de sang coagulé

occafionnés par l'incifion ; &
quand même ils feroient plus
gros, ils n'ont aucune liaifon
fibreufe ni charnuè comme le
placenta ; cependant la matrice s'eft purifiée. On ne retrécit
pas l'orifice de la matrice en
incifant, il s'en faut beaucoup,
puifque l'ouverture finit à deux
poûces de fon col : où eft donc
la néceffité d'introduire un inftrument gênant ? & quand même elle naîtroit, cette néceffité, le paffage ordinaire ne lui
feroit pas fermé ; d'ailleurs,
lorfqu'il arrive une fuppreffion
après l'accouchement naturel,
on ne le met pas en ufage : il
pourroit même en réfulter quelques inconvéniens, comme des

exhalaifons fœtides, foit de la fuppuration, foit des vuidanges, lefquelles pourroient faire naître des accidens.

Je ne me fuis point fervi d'injections : fi on étoit obligé d'en employer, il faudroit avoir une feringue qui ne contint que fix onces de liqueur, & pouffer la liqueur jufqu'au bout, crainte d'envoyer des vents dans le vifcère, & peut-être de défunir la plaie; on fe fervira de vin tiéde, s'il faut déterger, ou bien de la liqueur fuivante.

℞ *Prenez racine de grande Confoulde, & d'Ariftoloche ronde, de chaque une once, feuilles de Véronique, d'Armoife, d'Abfinthe, de chaque une petite poi-*

gnée , que vous ferez bouillir
dans trois chopines de vin rouge ,
réduites à moitié.

Si l'on prévoyoit qu'il y eût
inflammation , au lieu de la
collature précédente , on ſe
ſervira de celle-ci :

℞ *Prenez eau de Plantin , de*
Laitue , de Joubarbe , de cha-
cune deux onces , diſſolvez-y
un gros & demi de ſel de prunel-
le ; on répétera ces injections
deux fois par jour au moins.

Il ne me reſte plus qu'à rendre raiſon de mon appareil , &
de la ſuite du panſement. J'ai
préféré le bandage uniſſant au
circulaire , parce que ce dernier ſe relâche plus facilement ,

& qu'il faut se servir d'un scapu-
laire pour le maintenir, qui paffant sur les mammelles gonflées
de lait, peut par sa preffion &
par les plis qu'il forme vers les
épaules, empêcher le repos de
la Malade. Je me suis servi de
deux compreffes quarrées aux
bords, & d'une longitudinale
entre les deux, qui contiennent
mieux les lévres de la plaie en
ferrant la bande, que l'on ne
pourroit faire avec une serviette
& des compreffes graduées : le
renverfé des quarrées sur le pli
de la cuiffe, fert à remplir le
vuide de cette partie, & per-
met l'écoulement du pus par-
deffous ce doloir, en l'empê-
chant de prendre son cours

dans

dans le baffin, qu'il comprime
un peu.

Je joins ici le Procès-verbal
qui conftate cette opération.

---

*AUjourd'hui vingt-quatriéme
jour de Juillet, avant midi, mil
fept cent quarante-fix, font comparus par devant les Notaires
Royaux en la ville de Crépy en
Valois, fouffignés, & en préfence des Témoins ci-après nommés,* LOUIS-JACQUES MINET,
*écuyer, feigneur de Bargny en par-
tie, Confeiller du Roy & de fon
Alteffe Séréniffime Monfeigneur
le Duc d'Orléans, Préfident premier au Bailliage & Siége Préfidial de Crépy en Valois.*

E

PIERRE - FRANÇOIS DE LA GRANCHE , *écuyer, fieur d'Arpentigny.*

Me LOUIS-CHARLES-PARENT DUMOIRON , *auffi Confeiller du Roy & de fadite Alteffe Séréniffime, & leur Procureur efdits Siéges, Maire de la ville de Crépy.*

Me ADRIEN DELAHANTE , *Avocat en Parlement, Bailly du Comté de Nanteuil-le-Haudouin, & premier Echevin de cette ville.*

Me PIERRE-ANDRE' DESFOR-GES , *Directeur des Aydes de l'Election de Crépy.*

Me CLAUDE MAYEUVRE , *Subftitut de M. le Procureur du Roy ès Siéges Royaux de Crépy.*

Et Me JEAN DAMBRY, *Greffier de l'Election de Crépy ; tous lef-*

dits fieurs comparants demeurants à Crépy en Valois.

Lefquels voulant rendre juftice à l'habileté du fieur SAMSON-GA-BRIEL GUENIN, Chirurgien-Juré en cette ville, ont préfentement dé-claré, juré & affirmé ès mains des Notaires fouffignés, avoir une parfaite connoiffance que ledit fieur Guenin a fait l'opération Céfarien-ne à Marie-Claire Thiefcot, fem-me de Jean-Claude Lelong, Gar-de-vente, demeurant à Proie, le dix-fept Juin dernier; que dès le vingt-neuf du même mois elle a allaité fon enfant; que de cette opération ladite Thiefcot a été en-tiérement rétablie le premier du préfent mois, depuis ce tems cette femme jouit d'une bonne fanté.

Comme auſſi leſdits ſieurs comparants déclarent avoir vû ladite Thieſcot en cette ville, pour y être venue de Proie, (diſtance de deux lieues) remercier ledit ſieur Guenin de ſon prompt rétabliſſement : deſquels dires, déclarations & affirmations leſdits ſieurs comparants ont requis Acte, pour ſervir & valoir à qui il appartiendra, conſentants l'Expédition être délivrée. Fait & paſſé à Crépy, en l'Hôtel de Monſieur le Préſident Minet, ledit jour & an que deſſus ; & ont ſignés en préſence de Pierre Cavillier, Maître Serrurier, & de Rieul Dubief, Garçon Epicier, tous deux demeurants à Crépy, Témoins qui ont ſigné avec les Notaires la minute des Préſentes, con-

trollée à Crépy par le sieur Dambry, & est demeurée tant à Char-
les-Antoine Pasquier, qu'à Nico-
las-Christophe Pasquier, Notaires
susdits & soussignés.

Aujourd'hui vingt-huitiéme jour
du mois de Juillet mil sept cent
quarante-six, est comparu par-
devant les Notaires susdits, &
en présence des Témoins ci-après
nommés, le sieur Samson-Gabriel
Guenin, Maître Chirurgien à
Crépy, y demeurant, lequel Nous
a déposé & mis en nos mains un
Certificat donné par Messire Ri-
mahy, Curé de Proie, ci-après
transcrit, pour être inséré en nos
liasses, après qu'icelui a été par
ledit sieur Guenin, paraphé & cer-

tifié véritable , & à l'inftant controllé au Bureau de Crépy. Fait &
paffé ès Etudes , lefdits jours &
an : & a , ledit fieur Guenin , figné
en préfence de Rieul Dubief, Garçon Epicier , & de Martin Met-
telet , Maître Menuifier , tous
deux demeurants à Crépy ; Témoins qui ont fignés avec les Notaires la minute des Préfentes , qui
eft contrôlée à Crépy par le fieur
Dambry. Reçu douze fols , & eft
demeurée audit Pafquier , Notaire fufdit.

Enfuite la teneur dudit Certificat.

JE fouffigné , Prêtre , Curé de
la Paroiffe de Proie , Diocèfe de
Meaux , Election de Crépy en

*V*alois, certifie à tous qu'il appartiendra, que la nommée Marie-
Claire Thieſcot, femme de Jean-
Claude Lelong, Garde-vente,
demeurant en ma Paroiſſe, s'eſt
trouvée en mal d'enfant le dix-ſept
Juin dernier, & n'ayant pû accoucher avec le ſecours ordinaire de la
Sage-femme de laParoiſſe, fut obligée de demander le ſieur Guenin,
Maître Chirurgien, demeurant
audit Crépy, lequel ayant bien obſervé & reconnu, tant l'impoſſibi-
lité phyſique qui ôtoit tout ſujet
d'eſpérer que ladite Thieſcot pût
accoucher par les voies ordinaires
& naturelles, bien prouvé par
l'expérience de quatre précédentes
couches, dans leſquelles on fut
forcé de lui tirer de ſon ſein par

des instrumens de l'art, les enfans dont elle étoit enceinte ; que les forces plus que suffisantes pour souffrir l'opération dite Céfarienne, pour qu'elle ne fût fatale ni à la mere ni à l'enfant : ladite Thiescot, prémunie des Sacremens de Pénitence & d'Euchariftie, le sieur Guenin lui fit tout seul, & sans l'aide d'aucun Chirurgien, la section avec tant de dextérité, d'habileté, & avec un si heureux succès, que l'enfant eft venu au jour plein de vie, & la mere, le neuf de ce mois, s'eft trouvée en état de venir sans aucun risque à la Messe, pour rendre à Dieu de publiques actions de graces d'une guérison si prompte & aussi difficile. En foi de quoi j'ai délivré le préfent Certificat,

ficat à Proie, le douze Juillet mil
fept cent quarante-fix,

Signé RIMAHI,

Curé de Proie.

Controllé à Crépy, le vingt-huit
dudit mois par Dambry.

Signé, C. A. PASQUIER,
PASQUIER *le jeune.*

Nous Jean-Basile-Victor
Duport, Conseiller du Roy, Lieutenant-Général, Civil, Criminel,
de Police & d'Epée au Bailliage
& Siége Préfidial de Crépy, certifions à tous qu'il appartiendra,
que les fignatures ci-deffus font
celles de Meffieurs Charles-An-
toine & Nicolas-Chriftophe Pafquier, tous deux Notaires Royaux

G

*en cette ville de Crépy ; pour quoi
foi doit être ajoutée à icelles : en
témoin de quoi nous avons signé ces
préfentes en notre Hôtel , à Crépy
en Valois, ce dix-huit Avril mil
fept cent quarante fept ,*

Signé, DUPORT.

ADDITION

au récit précédent.

La femme qui fait le fujet
de cette obfervation, étant re-
devenue groffe depuis l'Opération , fentit le 13 du mois de
Septembre 1747. des douleurs
pour accoucher, lefquelles furent toujours en augmentant

depuis midi jufqu'à fix heures
du foir. M. Jacob, Chirurgien,
fut appellé en mon abfence,
trouva que l'enfant préfentoit
les pieds, & ne put qu'avec
beaucoup de violence le tirer
du fein de fa mere : il étoit mort
& paroiffoit avoir été meurtri.
M. Jacob, le mari de la femme,
& les affiftans m'ont affuré qu'il
avoit à la tempe gauche un en-
foncement de près d'un pouce
de profondeur, que je foupçon-
ne avoir été fait par l'exoftofe
de l'ifchium de la mere.

Elle a tant fouffert de cette
derniére couche, qu'elle fe
promet bien, fi elle a d'autres
enfans, de préférer l'Opération
Céfarienne aux moyens de l'ac-

couchement ordinaire : il eſt vraiſemblable que ſi on l'eût fait , l'enfant auroit été ſauvé : du moins réſulte-t'il de tout ce qui eſt arrivé , que l'Opération Céſarienne , pratiquée dans un cas indiſpenſable , n'empêche point d'avoir des enfans par la ſuite , & n'exclut pas même la poſſibilité abſolue de l'accou-chement ordinaire , les choſes étant mieux diſpoſées.

ME'MOIRE

Préfenté à M.M. les Docteurs en Théologie de l'Univerſité de Paris.

ON demande ſi dans le cas où l'on ne pourroit délivrer une femme en couches par les voies ordinaires, il faut faire à l'enfant un ſacrifice de la vie de la mere, en lui faiſant courir le riſque de l'Opération Céfarienne, ou ſa-crifier l'enfant à la sûreté de la mere en le mutilant, & par ce moyen lui donnant la mort, avant d'en faire l'extraction, ou le traitant ſi mal, qu'il n'y puiſſe ſurvivre que peu de tems.

Il ne faut pas que l'humanité de Meſſieurs les Docteurs s'allarme ; les cas où l'on ſe verra réduit à cette fâcheuſe alternative deviennent très-rares, & ſe réduiſent, ſi je ne me trompe, à trois.

Le premier, où la femme auroit le baſſin ſi petit qu'un enfant de groſſeur ordinaire n'y pourroit paſſer ; & dans ce cas il faudroit néceſſairement faire à la mere l'Opération Céſarienne, toutes les fois qu'elle deviendroit groſſe, ou la laiſſer mourir & l'enfant, puiſqu'on ne pourroit tirer ce dernier avec les inſtrumens, même après l'avoir coupé par morceaux ; ou

bien lorfque l'orifice de la matrice feroit tellement retréci par
un Squirre, qu'il ne pût fouffrir une dilatation affez confidérable pour laiffer paffer l'enfant.

Le fecond, lorfque la femme
ayant le baffin bien proportion-
né & la matrice en bon état ,
l'enfant feroit gros outre mefure, ou naturellement ou contre nature , ce qui peut arriver
de trois maniéres dans le dernier cas ; fçavoir, lorfque l'enfant eft attaqué d'hydropifie de
la tête, de la poitrine , ou du
bas - ventre. Si l'enfant n'avoit
naturellement que la tête groffe
outre mefure, il y auroit lieu
d'efpérer qu'il viendroit natu-
G iy

rellement, à moins que la groffeur de la tête ne fût exceffive,
ou qu'il ne furvint quelqu'autre
accident.

Mais fi l'enfant étoit gros
contre nature dans les trois cas
fuppofés , il feroit difficile de
lui faire quelque opération, de
façon à être sûr qu'il vint en
vie ; il n'y a que le cas de l'hydropifie extérieure de la tête ,
où j'eftime qu'on puiffe pratiquer la ponction avec quelque
sûreté.

Cependant comme il feroit
plus naturel de fauver la mere
que l'enfant, fi l'on ne perdoit
l'ame du dernier, en le privant
du Baptême ; ne vaudroit-il
pas mieux, s'il étoit poffible de

lui conférer ce Sacrement avec
sûreté, foit en tirant un pied ou
une main de l'enfant, pour pouvoir jetter l'eau deffus, foit en
portant de l'eau fur fon corps par
la voie de l'injection, expofer
l'enfant à une mort fûre, que la
mere à un danger évident?

Le troifiéme cas eft lorfque
par la mauvaife fituation de la
matrice & de l'enfant, l'enfant
long tems après l'écoulement
des eaux, fe trouve la tête tellement engagée dans la cour-
bure formée par la partie inférieure de l'os facrum & le coccix, qu'il eft abfolument impoffible de l'en arracher, fans
lui ouvrir la tête, ou en venir à
l'Opération Céfarienne.

Une seconde question, qui concerne les monstres ; les enfans, par exemple, qui ont deux têtes sur un même corps, deux corps réunis, &c. sera décidée par les mêmes principes, quand on aura établi s'ils font de nature humaine.

On estime qu'il seroit à propos qu'on représentât dans la Consultation la nécessité où font les femmes de se soumettre aux décisions qui y seront données, même du côté de la conscience.

RE'PONSE.

Le Conseil estime que pour répondre au cas proposé avec plus de clarté, il est nécessaire d'expliquer les différens fens dans lefquels on peut l'entendre, qui font les fuivans, fça-voir :

1°. Peut-on fe fervir de l'O-pération Céfarienne pour fau-ver la mere & l'enfant, lorf-qu'on a une expérience bien fondée, de fauver l'un & l'au-tre par ce moyen?

2°. Peut-on s'en fervir au pré-judice de la mere, en prévoyant le falut de l'enfant & une mort certaine, que doit caufer à la mere la même Opération?

3°. Lorfque la perte de la mere & de l'enfant eft affurée, par rapport aux circonftances dans lefquelles ils fe trouvent, peut-on s'en fervir fans efpé-

rance bien fondée pour l'un &
pour l'autre?

4°. Enfin fi l'on ne peut fauver que la mere ou l'enfant,
en fe fervant de l'Opération Céfarienne, fans efpérance bien
fondée pour l'autre, lequel des
deux eft-on obligé de préférer?

Le Confeil répond au cas
propofé, ainfi expliqué: l'on
peut fe fervir de l'Opération
Céfarienne, lorfqu'on a une efpérance bien fondée de fauver
par ce moyen la mere & l'enfant. Il ne peut y avoir de difficulté qu'à l'égard de l'efpérance dont on fe flatte, & qui fert
de fondement à cette premiére
réponfe : il eft aifé de l'établir
par des exemples particuliers.

François Rouffet, fameux Médecin, qui vivoit dans le dernier fiécle, rapporte dix exemples de l'heureux fuccès de l'Opération Céfarienne. Il étoit témoin de plufieurs, & avoit les autres fur le témoignage de gens dignes de foi. Gafpard Bauhin, Médecin Allemand, en rapporte fept autres, dont il eft témoin, ou qu'il affure avoir appris de perfonnes dignes de foi.

Parmi les exemples que rapporte Rouffet, il y en a un très-remarquable, d'une femme qui demeuroit dans un village auprès de Paris : elle fouffrit fix fois l'Opération Céfarienne, & les enfans qu'elle mit au monde vécurent tous. Nicolas Guillet étoit son Chirurgien; cette femme devint grosse pour la septiéme fois, l'on chercha inutilement un Chirurgien qui voulut lui faire l'Opération Césarienne; n'ayant pû accoucher par la voie ordinaire, elle mourut misérablement avec son enfant.

Parmi les exemples que rapporte Bauhin, celui-ci est surtout digne de remarque. Un homme du commun, sans expérience pour la Chirurgie, dont la femme ne pouvoit accoucher par la voie ordinaire, obtint permission du Magistrat de tenter l'Opération Césarienne, pour n'être point coupable de la mort de sa femme, en cas de mauvais fuccès ; cet homme groffier & ruftique réuffit parfaitement , fauva la mere & l'enfant , & cette femme accoucha peu de temps après de deux enfans jumeaux , & de quatre autres fucceffivement , fans avoir recours à aucun reméde : enfin elle mourut âgée de plus de foixante ans. Louis Panchot , Chirurgien très - fameux rapporte , au témoignage de Théophile Renaud , qu'une femme du village de Meiffemy , près de la ville de Lyon , en 1627. après avoir fouffert de grands tourmens fans accoucher , fut enfin délivrée heureufement , par le moyen de l'Opération Céfarienne , & que fon enfant fut baptifé. Jean Feret , Profeffeur en Médecine , rapporte ce fait.

De ces exemples, il s'enfuit que l'Opération Céfarienne n'eft pas mortelle par fa nature ; d'où l'on doit conclure qu'il eft permis de s'en fervir , lorfqu'on a une efpérance bien fondée de fauver par ce moyen la mere & l'enfant. S'il eft permis de faire des opérations auffi cruelles , comme de couper un membre pour fauver le refte du corps , rien ne doit empêcher de faire celle-ci , quelque douloureufe qu'elle foit , lorfqu'on aura lieu de croire qu'elle aura un heureux fuccès ; & non feulement il eft permis de faire l'Opération Céfarienne

Céfarienne dans le cas fuppofé, mais même la mere eft obligée de la fouffrir, & de la demander. L'on a fuppofé qu'il y avoit une efpérance bien fondée de fauver la mere & l'enfant par ce moyen, & qu'il étoit le feul : dans ce cas il eft hors de doute que la mere doit demander que l'on lui faffe l'Opération Céfarienne : la charité qui nous oblige de foulager nos freres, en nous expofant nousmêmes, ne peut jamais obliger une mere dans une occafion plus preffante, que lorfqu'il s'agit de fauver tout à la fois la vie de fon enfant, & lui procurer fon falut éternel.

Le Confeil répond à la deu-

xiéme queſtion, que ſi l'Opération Céſarienne doit cauſer à la
mere une mort certaine, &
qu'on le prévoye, l'on ne peut
ſe ſervir de ce reméde : il n'eſt
pas permis, ſuivant la doctrine
de l'Apôtre, de faire un mal
pour procurer un bien : quelque déſirable par conſéquent
que ſoit le baptême d'un enfant,
on ne peut, au préjudice de ſa
mere, lui donner moyen de le
recevoir ; Dieu ſeul qui nous a
donné la vie, peut en diſpoſer,
& il n'y a aucun prétexte qui
puiſſe autoriſer un homicide,
pour procurer un plus grand
bien. Le conſentement même
de la mere ne ſuffiroit pas pour
le rendre licite, la mere doit

elle-même être foumife aux or-
dres de Dieu, & elle n'eft pas
en état de donner fur elle un
pouvoir qu'elle n'a pas reçu. On
ne peut après cela oppofer que
la mort de la mere eft un moindre mal que la privation du baptême de fon enfant. L'on ne doit
point ici comparer abfolument
la mort temporelle de la mere
avec la mort fpirituelle de l'enfant; mais l'on doit comparer
l'homicide de la mere, que l'on
aura caufé par l'Opération Céfarienne, avec le malheur de
l'enfant, auquel l'on n'aura eu
aucune part, & cette compa-
raifon faite, il eft certain que
l'homicide eft un crime que
l'on ne peut excufer ; mais le

H ij

malheur de l'enfant , quelque déplorable qu'il foit , ne peut être imputé à perfonne.

Le Confeil répond à la troi-fiéme queftion , en fuppofant d'un côté la certitude de la mort de la mere & de l'enfant, fi l'on ne fait point l'Opération Céfa-rienne, & l'incertitude du fuc-cès, fi on la fait, qu'il eft per-mis de fe fervir de ce reméde , quelque défefpéré qu'il foit ; l'on peut certainement donner un reméde douteux à un malade défefpéré : l'on peut donc em-ployer l'Opération Céfarienne , quelqu'incertain qu'en foit l'é-vénement dans le cas propofé. Si de deux maux que l'on ne peut éviter , l'on doit préférer

le moindre au plus grand, comme l'on ne peut douter dans
l'efpéce préfente qu'une mort
affurée foit un plus grand mal
que l'Opération Céfarienne, qui
peut-être deviendra un reméde
efficace, on ne doit pas héfiter
à s'en fervir, eu égard à l'efpérance qu'elle donne, quelque
foible qu'elle puiffe être. On ne
peut former qu'une difficulté
fur cette troifiéme réponfe, qui
eft la jufte crainte que l'on doit
avoir que l'Opération Céfarienne n'accélere la mort, au lieu
de procurer la vie : mais la
fageffe veut que l'on expofe plutôt un malade à une mort anti-
cipée dans les circonftances
préfentes, qu'à une mort cer-

taine ; parce qu'une efpérance même peu fondée de recouvrer la vie , eft préférable à la certitude d'une mort prochaine ; il eft donc permis dans l'efpéce préfente de hafarder l'Opération Céfarienne, pour fauver la mere & l'enfant, qui autrement périroient infailliblement.

Pour répondre à la quatriéme queftion , le confeil eftime qu'il faut avoir égard à ce que demande d'un côté la juftice, & à ce qu'éxige de l'autre la charité.

Si l'on n'a égard qu'à la juftice , l'on peut facrifier la vie de l'enfant pour fauver celle de la mere ; mais la charité demande que la mere préfere le salut de son enfant à sa propre vie. Si on ne peut, qu'au sacrifice de la vie de la mere, procurer le Baptême à l'enfant : nous avons tous droit de conserver la vie que Dieu nous a donnée, & nous pouvons , pour nous mettre à l'abri du danger de la perdre , repousser celui qui voudroit nous la ravir. Saint Thomas, 2ᵃ. 2ᵉ. *q. 64. art.* 7. & la foule des Théologiens l'enseignent. *Cabassutius, juris Canon. l. 5. ch. 19. art. 24.* Ces principes supposés , comme l'enfant feroit la cause de la mort de la mere , si on ne s'y opposoit , il feroit permis de se servir de tout moyen propre, même en exposant l'enfant à une mort

certaine, & l'on ne peut oppofer à cela que l'enfant eft inno-
cent , & qu'on ne doit pas lui
imputer le danger auquel fa
mere eft expofée ; l'innocence
de l'enfant ne prive point la
mere de fon droit , par lequel
elle peut demander qu'on fe
ferve de tous les moyens convenables pour fa propre confervation. Mais pour fuivre cette
doctrine dans la pratique , il ne
faut avoir égard qu'à la juftice ;
car la charité demande qu'on
préfére la vie fpirituelle d'un
enfant , que l'on fuppofe être
dans un danger évident de ne
point recevoir le Baptême , à
la vie temporelle de la mere ,
comme un bien beaucoup inférieur

rieur au falut éternel de l'enfant, comme le dit Saint Thomas, 2^a $2^æ$, *q.* 26. *art.* 5. Soit donc que le falut de l'enfant éxige que l'on faffe l'Opération Céfa-rienne à la mere, foit qu'il demande que l'on s'en abftienne, la mere doit être également difpofée à la fouffrir, ou à s'en abftenir pour fauver éternellement l'enfant qu'elle a conçu. Que l'on n'objecte point qu'il eft permis de préférer fa vie au falut éternel d'un affaffin qui vient nous la ravir; il y a une grande différence entre un affaf-fin qui volontairement & méchamment s'expofe au danger de perdre la vie & à la damna-tion éternelle; & un enfant qui

I

en courant les rifques de l'une & de l'autre, eft digne de la plus grande compaffion. Un enfant eft véritablement dans une néceffité extrême, mais un affaffin eft dans l'état d'une malice extrême, duquel il lui eft libre de fe délivrer ; mais un enfant eft dans l'état le plus miférable, & il n'a aucun moyen de fortir de fa mifere. Que l'on n'oppofe point encore que la mere, que l'on dit être obligée de préférer le falut de fon enfant à fa propre vie, ne doit point expofer fon propre falut; & que n'étant point affurée qu'elle eft en état de grace, il paroît qu'il y a témérité de vouloir mourir pour fauver fon

enfant , fans être affurée elle-
même de fauver fon ame. Pour
réfoudre cette difficulté il fuffit
qu'il ne foit point néceffaire que
la mere foit éxempte de toute
crainte , fi elle eft moralement
affurée de fa juftice , & qu'elle
ait la confiance d'avoir mené
une vie chrétienne , fondée fur
l'ufage fréquent des Sacremens
ou fur une contrition fincere ,
à laquelle elle s'eft excitée. Cela doit lui fuffire , & il n'y aura
aucune témérité dans fa conduite de mourir pour fauver
l'ame de fon enfant ; il eft permis dans plufieurs cas d'expofer
fa vie pour le falut de fes freres ,
& c'eft la marque de la charité
la plus ardente, que de donner

fon ame pour les fauver ; l'on n'eft cependant jamais affuré métaphyfiquement de fa propre juftification ; ce qui doit convaincre qu'il fuffit d'avoir une confiance raifonnable à ce fujet. Il doit, par conféquent, demeurer pour conftant dans cette quatriéme hypõthèfe, que la vie de l'enfant doit être préférée à celle de la mere, & que quoique celle-ci pût fans injuftice fe préférer à fon enfant, elle ne peut le faire fans manquer à la charité : or, il eft bien conftant que le précepte de la charité concourant avec la juftice, il feroit inutile de ne rien faire contre celle-ci, fi on manquoit à la premiere. Une action

doit être bonne dans toutes fes
circonftances , & elle eft mauvaife fi elle péche dans une feule ; il n'en feroit pas de même fi
l'enfant devoit périr avec fa
mere, en fuppofant , par exemple , qu'elle fût pourfuivie par
quelque bête féroce qui dût la
dévorer ; fi elle ne s'enfuit pas
fa perte eft affurée, & par conféquent celle de l'enfant : fi au
contraire elle s'enfuit, elle peut
fe fauver, mais la précipitation
de fa fuite caufe la mort de fon
enfant ; dans ce cas, il eft permis à une mere de fauver fa
vie, s'il eft poffible , en négli-
geant le falut de fon enfant, &
la charité ne lui défend point
de l'expofer dans le cas préfent :

I iij

la raifon eft que la perte de la
mere entraineroit certainement
celle de l'enfant ; afin donc que
la charité oblige la mere à s'expofer à la mort, il faut que l'efpérance du falut de l'enfant foit
bien fondée.

Sur la feconde queftion, le
Confeil eftime que fi l'on préfente un monftre pour être baptifé, l'on doit éxaminer avant
de lui conférer le Baptême, s'il
eft une feule perfonne, ou s'il
en contient deux ; l'on doit de
plus éxaminer fon fexe, & fi
après l'examen qu'on en aura
fait, l'on doutoit encore fur le
genre & le nombre des perfonnes, il faut baptifer abfolument
celui fur lequel on n'a aucun

doute, & conférer le Baptême
fous condition à celui ou à ceux
que l'on ne voit pas avec éviden-
ce être des perfonnes:mais fi l'on
remarquoit deux têtes, deux
poitrines, & même deux corps
diftingués, comme il eft évident qu'ils font deux perfonnes,
il faut les baptifer féparément,
fi on peut le faire fans danger,
autrement on pourroit les baptifer enfemble avec la formule
Ego vos, *&c*. S'il n'y avoit qu'u-
ne feule perfonne, parce qu'il
n'y auroit qu'une feule tête, il
faut la baptifer comme une feule perfonne, quand même elle
auroit plufieurs membres de
même nom. S'il s'agiffoit d'un
monftre qui n'eut point la figure

humaine, on ne peut le baptiſer ſans conſulter l'Evêque Diocé-ſain.

Si quando prætereà monſtrum humanum baptiſmo offertur, videndum eſt antequam baptiſetur, an una perſona ſit, an duæ ; tum maſculus ne ſit, an fœmina ; ſi quâ re perſpectâ, dubium eſt, an ſint duo, ut potè quia duo capita non habet, nec pectora benè diſtincta, unus intentione certâ neque vagâ baptiſetur, alter verò ſeu alii ſub conditione (ſi non eſt baptiſatus) ; ſi vero quia duo capita, pectora duo, aut corpora etiam diſtincta in monſtro apparent, homines duos eſſe perſpicuum eſt, ſinguli ſimpli-citer baptiſentur ; quòd ſi mortis periculum in morâ erit, numero plurali baptifentur (ego vos) , fin autem una perfona eft , ut potè unum tantùm caput habens , tamquàm unus baptifetur , etiamfi alia membra plura , geminare habeat ; at vero monftrum quod hominis fpeciem non præ fe fert , non baptifetur , nifi cum Archiepifcopus confulatur. S. Carol. Actor. Ecclef.

Délibéré en Sorbonne le 30 Mars 1733.

A. LE MOINE,
L. DE ROMIGNY.
DE MARCILLY.

La queftion fur le Baptême par injection ayant été décidée féparément , à la réquifition d'une autre perfonne, Meffieurs les Docteurs ont crû qu'il convenoit de mettre la consultation qu'ils donnerent alors sur ce sujet, à la suite de la présente.

MÉMOIRE

Présenté à MM. les Docteurs de Sorbonne.

UN Chirurgien Accoucheur représente à Messieurs les Docteurs de Sorbonne qu'il y a des cas, quoique très rares, où une mere ne sçauroit accoucher, & même où l'enfant est tellement renfermé dans le sein de sa mere, qu'il ne fait paroître aucune partie de son corps, ce qui seroit un cas, suivant les Rituels, de lui conférer le Baptême, du moins sous condition. Le Chirurgien qui consulte, prétend, par le moyen d'une petite canulle, de pouvoir baptiser immédiatement l'enfant, sans faire aucun tort à la mere; il demande si ce moyen qu'il vient de proposer est permis & légitime, & s'il peut s'en servir dans le cas qu'il vient d'exposer.

RÉPONSE.

Le Conseil estime que la question proposée souffre de grandes difficultés : les Théologiens posent d'un côté pour principe, que le Baptême, qui eft une naiffance fpirituelle; fuppofe une premiere naiffance; il faut être né dans le monde pour renaître en Jefus-Chrift, comme ils l'enfeignent. Saint Thomas, *3ª. part. quæft. 88. art.* 11. fuit cette doctrine comme une vérité conftante : l'on ne peut, dit ce faint Docteur, baptifer les enfans qui font renfermés dans le fein de leur mere. *Nullomodo infantes in maternis uteris exiftentes baptifari poffunt.* Et S. Thomas eft fondé fur ce que les enfans ne font point nés, & ne peuvent être comptés parmi les autres hommes ; d'où il conclut qu'ils ne peuvent être l'objet d'une action extérieure, pour recevoir par leur miniſtère les Sacremens néceſ- ſaires au ſalut : *Pueri in maternis uteris exiſtentes nondum prodie- runt in lucem, ut cum aliis homini- bus vitam ducant ; unde non poſ- ſunt ſubjici actioni humanæ, ut per eorum miniſterium Sacramen- ta recipiant ad ſalutem.*

Les Rituels ordonnent dans la pratique ce que les Théolo- giens ont établi ſur les mêmes matieres, & ils défendent tous d'une maniere uniforme de bap- tiſer les enfans renfermés dans le ſein de leur mere, s'ils ne font paroître quelques parties de leur corps ; le concours des Théologiens & des Rituels , qui font les régles des Diocè-

ſes, paroît former une autorité
qui termine la queſtion préſente ; cependant le Conſeil de
conſcience conſidérant d'un
côté que le raiſonnement des
Théologiens n'eſt fondé que
ſur une raiſon de convenance,
& que la défenſe des Rituels
ſuppoſe que l'on ne peut baptiſer immédiatement les enfans
ainſi renfermés dans le ſein de
leur mere, ce qui eſt contre la
ſuppoſition préſente ; & d'un
autre côté, conſidérant que les
mêmes Théologiens enſeignent
que l'on peut riſquer les Sacremens que Jeſus-Chriſt a établi
comme des moyens faciles,
mais néceſſaires pour ſanctifier
les hommes ; & d'ailleurs eſti-

mant que les enfans renfermés
dans le ſein de leur mere pourroient être capables de ſalut,
parce qu'ils ſont capables de
damnation : pour ces conſidérations , & eu égard à l'expoſé,
ſuivant lequel on aſſure avoir
trouvé un moyen certain de
baptiſer les enfans ainſi renfermés, ſans préjudicier à la mere , le Conſeil eſtime qu'on
pourroit ſe ſervir du moyen
propoſé, dans la confiance qu'il
a que Dieu n'a point laiſſé ces
ſortes d'enfans ſans aucun ſecours , & ſuppoſant, comme il
eſt expoſé, que le moyen dont
il s'agit eſt propre à leur procurer le Baptême ; cependant
comme il s'agiroit en autoriſant

la pratique propofée de chan-
ger une régle univerfellement
établie , le Confeil croit que
celui qui confulte doit s'adref-
fer à fon Evêque, à qui il appartiendra de juger de l'utilité
& du danger du moyen propofé; & comme fous le bon plaifir
de l'Evêque , le Confeil eftime
qu'il faudroit recourir au Pape,
qui a le droit d'expliquer les
régles de l'Eglife , & d'y déro-
ger dans les cas où la lôi ne
fçauroit obliger ; quelque fage
& quelqu'utile que paroiffe la
maniere de baptifer dont il s'a-
git , le Confeil ne peut l'approu-
ver fans le concours de ces deux
autorités. On confeille au moins
à celui qui confulte , de s'adref-
fer

ſer à ſon Evêque, & de lui faire
part de la préſente déciſion,
afin que ſi le Prélat entre dans les
raiſons ſur leſquelles les Docteurs ſouſſignés s'appuyent, il
puiſſe être autoriſé dans le cas
de néceſſité où il riſqueroit trop
d'attendre que la permiſſion
fut demandée & accordée,
d'employer le moyen qu'il pro-
poſe ſi avantageux au ſalut de
l'enfant. Au reſte, le Conſeil
en eſtimant que l'on pourroit
s'en ſervir, croit cependant
que ſi les enfans dont il s'agit
venoient au monde contre l'eſ-
pérance de ceux qui ſe feroient
ſervi de ce moyen, il ſeroit
néceſſaire de les baptiſer ſous
condition, & en cela le Con-

feil fe conforme à tous les Rituels, qui en autorifant le Baptême d'un enfant qui fait paroître quelque membre ou partie
de fon corps, enjoignent néan-
moins & ordonnent de le baptifer fous condition, s'il vient
heureufement au monde. Délibéré en Sorbonne, le 10 Avril
1733.

A. Le Moine,
L. De Romigny,
De Marcilly.

Depuis que la confultation
de Meffieurs les Docteurs de
Sorbonne fur le Baptême par
injection a été imprimée, M. de
Marcilly, l'un de ces Docteurs,
a communiqué la décifion que

feu M. Gamache, célébre Docteur de la même Faculté, a
donnée de ce cas; l'autorité de
ce Théologien eft trop confidérable , pour n'en point faire
part au public; voici comme il
s'explique :

Il faut remarquer , dit cet
auteur , que fi l'on peut , à
l'aide de quelques inftrumens,
jetter de l'eau fur le corps d'un
enfant enfermé dans le fein de
la mere , en appliquant en même tems la forme du Baptême,
il fera véritablement baptifé ,
quoiqu'il foit de la prudence de
le baptifer fous condition , s'il
vient au monde.

*Notandum tamen quod fi puer
ita inclufus poffit afpergi realiter*

aquâ naturali per aliquod instru-
mentum & verba formæ profe-
rantur cum debitâ intentione , eum
fore validè baptisatum quanquam
ad majorem cautionem sit posteà
baptisandus , saltem ad minus sub
conditione. De Sacram. Baptis.
ad quæst. 6. & disp. 1.

SOLUTION

D'une Question Théologi-
que & Chirurgicale ,

SUR *le Baptême des enfans*
dans le sein de leurs meres.

DE tout tems les Chirur-
giens ont été consultés sur des

cas mixtes , dont la décifion foumife aux Théologiens , aux Jurifconfultes , aux Magiftrats avoit befoin des lumieres de la Chirurgie par rapport à quelques circonftances effentielles & inféparables de la queftion.

Nous avons des traités utiles fur cette matiere , fous le nom de *Médecine du Barreau* , *Medicina forenfis* , *Medicina juridica* , *Pandectæ medico legales* , *&c.* nous en avons en particulier fur le cas qui regardent les Théologiens ; & nous devons reconnoiffance à ceux qui ont pris la peine de raffembler les queftions difficiles dont la folution a été donnée.

Mais on s'imaginera aifément

que ces Auteurs n'ont pû pré-
voir tous les cas, & l'on apper-
çoit à la lecture de leurs ouvrages, que dans l'espéce de ceux
qu'ils ont décidés, il y en a
tels qui par des circonstances
particulieres semblent n'être
pas compris dans la décision,
ou ausquels la décision donnée
ne peut être appliquée exactement.

La question qui fait l'objet
de ce Mémoire, n'avoit pas été
traitée dans tous ses points, je
l'ai cru assez intéressante pour
être traitée à fond; & si l'on
trouve que je me sois étendu
sur le point théologique, c'est
qu'il m'a paru nécessaire que le
Chirurgien fût lui-même instruit

des raifons que les Théologiens
ont eues pour demander fon
miniftere.

L'on a mis plus d'une fois en
délibération, fçavoir, fi les enfans dans le fein de leurs meres,
font fufceptibles de la grace
du Batême, ne faifant paroître
au dehors aucune partie de leur
corps.

Si l'on s'en tient au fentiment
de S. Thomas, la queftion eft
décidée contre eux : car S. Thomas, fondé fur l'opinion commune des Théologiens, que le
Baptême, qui eft une naiffance
fpirituelle, fuppofe une premiere naiffance, & qu'il faut
être né dans le monde pour renaître en Dieu, dit que *les en-*

fans, dans le sein de leurs meres, n'é-
tant pas nés, ne peuvent être comptés parmi les autres hommes , &
de-là il conclut qu'*ils ne peuvent
être l'objet d'une action extérieure ,
pour recevoir par le ministere des
autres hommes les Sacremens nécessaires au salut.* (a)

L'autorité d'un Docteur si res-
pectable a entraîné le plus grand
nombre des Evêques , qui ont
inféré dans leurs Rituels la dé-
fense de baptiser les enfans qui
font renfermés dans le sein de
leurs meres : des Médecins ont

____

(a) Pueri in maternis uteris exiftentes
nondum prodierunt in lucem , ut cum aliis
hominibus vitam ducant , unde non poffunt
fubjici actioni humanæ , ut per eorum mi-
nifterium Sacramenta recipiant ad falutem.
III. part. quæft. 88. art. 11.

décidé

décidé ce Batême nul & inva-
lide ; & il y a fur cela une Differtation imprimée , du Docteur
Zapata, fondateur de la fociété
Medico-chymique de Séville :
cependant comme ce n'eft
point un fentiment. générale-
ment reçu ; lorfque la queftion
s'eft préfentée , les Evêques qui
n'avoient point pris parti fe font
trouvés embarraffés.

Depuis peu un Prélat de l'Eglife de France ne croyant pas devoir s'en tenir a la décifion de
S. Thomas , a confulté la Sorbonne fur les deux queftions
dont voici l'énoncé : on demande 1°. *Si dans le cas d'une*
grande néceffité , un Chirurgien
habile peut baptifer un enfant dans

le sein de sa mere, pourvu qu'il soit certain de faire tomber de l'eau par le moyen de quelque instrument, immédiatement sur une partie vivante de cet enfant. 2°. Si on doit refuser la sépulture à un enfant baptisé de cette façon.

Douze Docteurs assemblés pour délibérer sur ces deux questions, bien instruits du sentiment de S. Thomas, donnerent cependant une décision contraire dans le Mémoire, où leur avis est détaillé fort au long : ils cherchent d'abord à interpréter S. Thomas lui-même en faveur des enfans qu'il exclut de la participation au Baptême. A prendre le terme du Saint Docteur à la lettre, il

ne pouvoit pas décider autrement la queſtion , parce qu'il
croyoit le cas impoſſible ; il dit
expreſſément : *nullo modò infantes in uteris maternis baptiſari
poſſunt ;* (a) & ſi l'on prétend
que le mot *ils ne peuvent point,*
doit être pris pour *ils ne le doivent
point ,* S. Thomas l'explique lui-
même dans le vrai ſens que préſente le mot *ils ne le peuvent
point ,* en diſant : *cum infantis
in utero materno exiſtentis corpus
aquâ ablui non poſſit, patet in
utero materno non poſſe baptiſari.*
(b) On eſt donc autoriſé à conclure , dans le ſens même de S.
Thomas, que s'il eſt poſſible de

(a) 3. Pars, quæſt. 88. art. 2.
(b) Ibidem.

mouiller avec de l'eau le corps, c'eſt-à-dire, quelque partie du corps d'un enfant qui eſt dans le ſein de ſa mere, il peut être baptiſé. Iſambert, célébre Théologien, l'a enſeigné expreſſément; voici ſes termes : *notandum quod ſi puer ita incluſe poſſit aſpergi realiter aqua naturali per aliquod inſtrumentum , & verba formæ proferantur cum debita intentione , eum fore validè baptiſatum.* (a)

Les Docteurs de Sorbonne ajoutent à cette autorité le ſentiment aſſez général des Théologiens , que l'on peut riſquer les Sacremens que Dieu a établi comme des moyens pour

____

(a) Tom. II. de Baptiſmo diſp. 1. art. 5.

ſanctifier les hommes ; & en l'appliquant au Baptême dans le cas propoſé, il leur paroît qu'il ſeroit bien fâcheux pour les enfans renfermés dans le ſein de leurs meres, de n'être pas capables de ſalut, étant capables de damnation. Ils appuyent leur déciſion de l'uſage toléré dans le Diocèſe de Paris par Noſſeigneurs les Archevêques, depuis M. de Harlai, & conſtamment obſervé à l'Hôtel-Dieu.

Ils finiſſent leur réponſe ainſi : *Pour ces conſidérations, & eu égard à l'expoſé, ſuivant lequel on ſuppoſe que l'on a un moyen certain de baptiſer les enfans renfermés dans le ſein de leurs meres, ſans préjudicier à la mere : le*

Conseil estime, 1°. que l'on peut se servir de ce moyen, dans la confiance qu'il a que Dieu n'a point laissé ces enfans sans aucun secours, 2°. les mêmes Docteurs estiment que les Curés ne doivent pas, en cas d'un tel Baptême, refuser d'enterrer ces enfans dans le lieu saint ; & ils ajoutent qu'on feroit mal d'empêcher les Chirurgiens habiles de rendre aux enfans le service ci-dessus rapporté.

On voit clairement dans la réponse à la premiere question, la Chirurgie interpellée par rapport au moyen de baptiser les enfans dans le sein de leurs meres, sans préjudicier à la mere : voilà son ministere bien établi. Dans la réponse à la seconde

queſtion , les Chirurgiens ſont
pour ainſi dire ſommés de rendre ce ſervice important aux
enfans : voilà un devoir qui leur
eſt preſcrit.

Il eſt à préſent bien facile de
reconnoître la part que la Chirurgie ſe trouve avoir à la déciſion théologique : auſſi celle-oi
avoit-elle beſoin , pour faire loi
dans le Diocèſe du Prélat conſultant , d'être appuyée de la
déciſion Chirurgicale. Le Prélat voulut bien s'en rapporter
à un Chirurgien de Paris , dont
voici l'avis.

En me renfermant dans le
point du reſſort de la Chirurgie ,
j'avois à délibérer s'il eſt poſſible
de baptiſer un enfant dans le

L iv

sein de sa mere : je dis que cela est possible, & qu'il y a des moyens pour cela.

Il faut même observer que les Théologiens qui sont de ce sentiment, n'ont exclu aucun de ceux qu'on pourroit imaginer à cette fin. On a vû ci-devant ce que dit Isambert, *per aliquod instrumentum.* Gamache, qui soutient la validité de ce Baptême, dit : *Dum modo infans sit vivus,& arte seu industriâ Medicorum, possit aqua ad ejus corpus immediatè pervenire.* (a) Grégoire de Valence dit, que dans l'esprit même de S. Thomas, ce Baptême

____

(a) Comment. Sancti Thomæ in tertiam partem. quæst. 68. tom. III. pag. 190. col 1.

eſt valide ; *ſi arte & opera obſte-*
tricis poſſit aqua ad ipſum infan-
tem in utero pertingere. (a) Enfin
le pere Antoine, Caſuiſte fort
ſuivi, admet ſpécialement la ſe-
ringue pour faire cette opération : *Quod ſi per fiſtulam, aut*
alio artificio, poſſit aqua ad in-
fantem pertingere, validè bapti-
ſari poteſt. (b)

A s'en tenir aux termes de
la queſtion, à la réponſe de la
Sorbonne & à mon avis, tout
ce qu'il faut pour former une
déciſion ſe trouvoit rempli ;
mais le Prélat conſultant voulant lui donner tout le poids

(a) Diſp. 4. quæſt. 1. puncto 2. p. 615. §. 3.
(b) Traduct. de Bapt. quæſt. 12. col. 977.
edit, in-4°.

qu'elle pouvoit avoir, fit oppofer à mon fentiment les difficultés les plus fortes, & en
lui promettant d'y répondre, je
m'engageai à étendre la validité de ce batême au plus grand
nombre de cas qui fe pourroit.

On voulut d'abord exclure
de ce privilége les enfans en-
veloppés de leur coëffe; (c'eft
ainfi que le vulgaire nomme les
membranes du placenta) & l'on
en donna pour raïfon, que dans
cet état, l'enfant ne peut recevoir l'eau à nud fur une partie
vivante. Cette objection avoit
déja été faite par le Pere Ray-
naud (*a*), & Boudewins (*b*).

____

(a) De ortu infantum. cap. 6. n. 14.
(b) Ventil abrum medico-Theolog. p. 424.

Ma réponſe fut que le Chirurgien peut rompre ces membranes ſans inconvénient, ni pour l'enfant, ni pour la mere, & qu'en ſuppoſant des cas où cela ne ſe pourroit pas, d'abord que quelque partie de cette coëffe p ouvoit être mouillée par l'eau, c'étoit la faire arriver à une partie vivante de l'enfant.

Mais les Auteurs déja cités nient que ces membranes faſſent partie de l'enfant; ils ne les regardent que comme un morceau de parchemin délié, qui ne lui ſert que de vêtement, & diſent que dans cet état l'enfant renfermé dans cette espece de ſac, ne ſeroit pas miéux batifé que le feroit un enfant né ; en le batifant par deffus fes habits (*a*)

L'Anatomie répond à cette difficulté : l'amnios, & le charion qui environnent l'enfant, font des continuités dn *placenta* ; non - feulement ces membranes font faites pour la confervation de l'enfant, mais elles font nourries du même fang ; elles ont leur part à la circulation comme à toutes les autres

---

(a) Neque puer facco coriaceo inclufus, neque homo veftibus indutus, ritè baptifatus dici poteft , fi aqua foli corio , vel indumentis fuerit affufa : fecundinæ verò nonnifi coriaceæ aut membranofæ veftes infantis funt, quafi ex madido pergamine confeçtæ quibus includitur & veftitur. *Vid. à Valentiâ, Richardus, Gabriel.*

parties de l'enfant, & par conféquent une partie de la coëffe
eſt une partie de l'enfant.

Je dis la même choſe du *placenta* dans le cas d'une adhé-
ſion forte de cette partie au
dedans de l'orifice interne de
la matrice, qui peut empêcher
l'accouchement, ainſi que l'A-
cadémie en a vû un exemple.

L'objection tirée de l'uſage
des membranes qui environnent
l'enfant fut pouſſée juſqu'où elle
pouvoit l'être. On dit qu'en ſuppoſant la coëffe une partie de
l'enfant, ſitôt qu'il eſt ſorti du
ſein de ſa mere, il eſt ſéparé de
ſes envelopes par la ligature & la
ſection du cordon ombilical,
qui portant à ſa racine le *pla-*

centa, comme celui-ci soutient les membranes, ne fait plus partie de l'enfant : ou si l'on veut rendre cette objection autrement, ces membranes font partie de l'enfant à naître, au dire des Anatomistes , mais elles ne le font pas de l'enfant né.

Je répondis que cette difficulté étoit plus spécieuse qu'elle n'étoit forte. 1°. Elle ne fait que représenter sous une autre forme la question décidée : car si on baptise les enfans dans le sein de leurs meres, c'est dans la crainte qu'ils ne viennent pas au monde; par conséquent cette distinction des parties de l'enfant né, ou à naître, n'a pas lieu. 2°. D'abord que l'injection de l'eau

eſt faite avant la ſéparation expliquée , la condition eſt rem-
plie : ſi cela étoit autrement , il
s’enſuivroit qu’il faudroit pour
le baptême ordinaire prendre
garde à la partie ſur laquelle on
verſe l’eau qui fait la matiére du
baptême ; car elle eſt ſouvent
verſée ſur une partie que l’enfant
quitte peu après , comme ſur du
poil follet , ſur des petites écail-
les ſurfuracées & quelquefois
galeuſes : & lorſqu’elle eſt jettée
ſur une partie de l’enfant autre
que la tête , ainſi que la plupart
des Rituels le permettent pour
le baptême des enfans renfermés dans le ſein de leur mere ,
lorſqu’ils font paroître quelque
partie de leurs corps : Dans ce

cas, dis-je, l'eau eſt jettée ſur une eſpéce d'épiderme, qu'on enleve en nettoyant le corps de l'enfant lorſqu'il eſt né, & qui fait bien moins partie de lui-même que les membranes du *placenta*; cependant l'on n'a point égard à cette difficulté dans l'adminiſtration du baptême ordinaire. Enfin tout ce qui a trait au baptême donné ſur les membranes, ſeroit réſolu par cela ſeul, que pluſieurs Caſuiſtes l'admettent pour les enfans nés coëffés (*a*).

Après la ſolution de toutes ces difficultés, il ne reſte plus

____

(*a*) Ipſarum ſecundinarum extrinſecam ablutionem. Vid. *Aurealus, Silveſter, Angelus, Vaſques, præpoſit.*

qu'à

qu'à établir de la part de la chirurgie, les limites de la permiſſion donnée par le Conſeil de Conſcience, & de la part de celui-ci, le moyen de corriger ce qu'il pourroit y avoir de défectueux dans ce baptême, donné par un Chirurgien, l'enfant venant enſuite au monde.

Quant au premier point, il faut convenir que ce baptême ne doit avoir lieu que dans le cas où l'orifice interne de la Matrice dilaté pourra y permettre l'introduction du doigt; & qu'il peut y avoir tel cas, où en rempliſſant même cette derniere condition, cela ſera impoſſible, comme celui du paſſage de l'enfant dans le ventre par la rupture de la matrice qui s'est vue plusieurs fois.

Quant au second point, les Docteurs consultés ont eu soin d'ajouter, que si les enfans dont il s'agit dans la question proposée, venoient au monde contre l'espérance de ceux qui les auroient baptisés dans le sein de leurs meres, il seroit nécessaire de les rebaptiser sous condition, se conformant en cela aux Rituels qui l'ordonnent ainsi à l'égard des enfans qui font paroître quelque membre de leur corps.

Nous terminerons ce Mémoire par le détail des circonstances observées pour donner le baptême par injection. Comme il faut peu d'eau , il fuffit que la feringue foit capable d'en contenir environ deux on-ces : il faut que le corps de la feringue foit fort court , autre-ment elle feroit dangereufe ; parce que le canon & la ferin-gue , joints enfemble , doivent être portés & foutenus par la main droite feule , & que le poids & la longueur d'une grof-fe feringue nuiroient à la sûreté de l'injection , & mettroient en rifque de bleffer la mere, la né-ceffité de n'employer qu'une main , établit celle d'avoir une feringue dont le pifton foit ter-miné par un anneau où le pouce foit reçu. Il faut enfin que la ca-nule, faite d'ivoire , comme la

matiere la plus polie & la plus
douce, soit un peu plus longue
que celle qui sert à un autre
usage.

L'introduction de cette canule doit se faire sur le doigt index
de la main gauche, insinué d'a-
bord dans l'orifice interne : & ce
doigt fait ce qu'il y a presque de
plus essentiel dans cette opération : 1°. il donne à connoître la
partie qui doit recevoir l'eau ;
2°. il conduit aisément la canule
sur la partie reconnue ; 3°. il
soutient la canule, & par conséquent le fardeau de la seringue,
pendant que l'injection se fait
avec la main droite.

Mes réponses au mémoire du
Prélat, & mes observations sur

les moyens , ayant paru fatisfai-
fantes aux Théologiens, & même propres à appuyer leur opinion , il en eft réfulté une décifion à laquelle on voit que les
raifons tirées de l'Anatomie &
de la Chirurgie , ont donné un
grand poids. Cette décifion a
lieu dans le diocèfe du Prélat
confultant : & l'on croit qu'elle
pourroit entraîner le fuffrage de
plufieurs Evêques dans les Dio-
cèfes où cette matiere fembloit
n'avoir pas été affez difcutée ni
approfondie.

F I N.

SECONDE OPÉRATION CÉSARIENNE.

AVERTISSEMENT.

LA premiere Differtation étant imprimée , lorfque j'ai fait, avec le même fuccès, le vingt - neuviéme Avril 1749. une feconde Opération Céfarienne : j'ai cru devoir en donner ici l'Hiftoire.

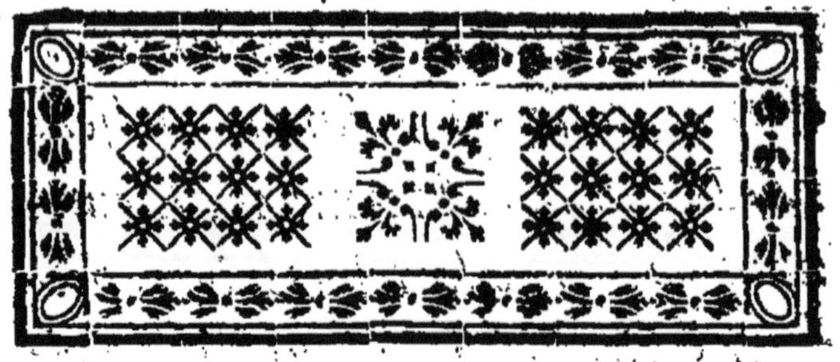

HISTOIRE

D'UNE SECONDE

OPÉRATION

CÉSARIENNE

ite avec le même succès
que la précédente.

ARDEVANT LOUIS
MARIENVAL, Notaire,
& Tabellion Royal au Bailliage
& Siége Préfidial de Crépy en
*a

Valois, résident à *Acy en Mul-*
cien, soussigné, furent présens
Me NICOLAS ATHENAS, Lieutenant de M. de la Martiniere, premier Chirurgien du Roy, Chef &
Président de l'Académie Royale
de Chirurgie, Sieurs NICOLAS
ATHENAS, son fils, PIERRE
MEDOUS, tous deux Maîtres Chirurgiens, & les trois représentans
la Communauté de Crépy en Valois, où ils font leur résidence ;
Sieurs JEAN-PHILIPPE JACOB,
& PIERRE-VICTOR CHAPPELLE,
tous deux Maîtres Chirurgiens,
demeurans au bourg d'Acy en
Mulcien ; lesquels ont affirmé en
leurs ames & consciences, en la
main du Notaire soussigné, la
vérité de ce qui suit.

Sçavoir, ledit Sieur Jacob avoir envoyé chercher le Sieur SAMSON-GABRIEL GUENIN, Maître Chirurgien, demeurant audit Crépy, pour l'aider dans un accouchement contre nature ; n'ayant pû enſemble parvenir à l'accouchement , tant à cauſe de la difficulté de la ſortie du fœtus , qu'à cauſe de l'indocilité de la Malade , qui n'a point permis que l'on ſe ſervit des voies ordinaires pour y parvenir, fut entièrement décidé pour l'Opération appellée Céſarienne , quelques réſiſtances que lui ait fait ſa famille pendant près de quatre heures ; ce qui a enfin déterminé le Sieur Guenin de la lui faire , aſſiſté dudit ſieur Jacob , à la méthode ſuivante.

Son appareil étant prêt, ledit
Sieur Jacob a déclaré être monté
fur le lit, & aidé à faire l'incifion
des tégumens, celle du col de la
Matrice précifément, & non du
fond, aidé à extraire l'enfant & le
placenta par l'ouverture, foutenu
un bord de la plaie, tant des tégumens que de la Matrice, pour le
baffiner & le nétoyer avec les liqueurs convenables, fait de fon
côté le point d'appui pour la future;
qu'il a vû le Sieur Guenin la faire
de bas en haut, tenant deux aiguilles enfilées fuivant l'art, faire
fon premier point de dedans en dehors de chaque côté, avoir ôté une
des aiguilles pour faire & arrêter
la future d'un nœud coulant, & de
l'autre aiguille continué la future

en points entrelacés jufqu'au haut
de la plaie , où il l'arrêta par un
fecond nœud à boucle.

Que quant à l'appareil , il fut
ainfi pofé : il mit un plumaceau de
figure néceffaire , trempé de liqueur
appropriée , par-deffus une compreffe longitudinale de même figure , doublée en quatre , deux compreffes auffi longitudinales , doublées en huit & pofées à deux doigts
environ de diftance l'une de l'autre
de chaque côté de la future ; enfin
deux autres quarrées , doublées
comme les précédentes , appliquées
fur le bas de la cuiffe , & montant
jufqu'au haut des longitudinales &
en direction renverfée ; enfuite les
deux angles du pli de la cuiffe fur
l'aîne ; paffé enfuite une bande lon-

gue de trois aunes, large de quatre
doigts, doublée à double chef, ſous
la Malade, & avoir percé la bande dans ſon milieu à chaque doloir,
pour les rendre uniſſans, ayant
commencé le premier ſur le milieu
de la ſuture, le ſecond ſur le bas,
le troiſiéme ſur le haut, & enfin
arrêté la bande ſur les côtés.

Et depuis s'étant tranſporté avec
le Sieur Guenin chez la Malade,
quatre à cinq heures aprés l'opération, pour la viſiter, être remonté
ſur ſon lit, avoir maintenu la plaie
pendant que l'opérateur a défait
les deux nœuds coulans, ayant
commencé par celui du bas, en dé-
laſſant juſqu'à moitié, enſuite dé-
laſſant le haut juſqu'à l'autre moitié par égalité; vû les deux léures

de la plaie bailler & s'entrouvrir
prefque feules ; lui avoir vû ôter le
fang caillé, tant de la plaie que
de l'utérus, tenant un de fes bords
avec les tégumens, de la main
gauche en élevant ; vû introduire
le doigt indice de la droite ; ôté &
précipité les grumeaux de fang du
côté du vagin, baffiné de liqueurs
le dedans de l'utérus, ainfi que les
bords de la plaie en général, effuyé
de petits linges les circonférences,
rejoindre enfuite la future, & ref-
ferré tous les points d'aiguille les
uns après les autres, & les arrêter
en haut & en bas, par les mêmes
nœuds qu'après l'opération ; & ledit Sieur Jacob a affifté aux panfemens, & fait lui-même feul, en
l'abfence dudit Sieur Guenin, de

tems à autres , jusqu'à guérison parfaite.

Et la Communauté des Maîtres Chirurgiens de Crépy , énoncés au commencement du présent Acte , sur la nouvelle que le Sieur Guenin leur a donnée, qu'il avoit fait l'opération Céfarienne le Mardi vingt-neuviéme Avril dernier , se transporterent le cinq Mai suivant audit Acy , & ont attesté avoir vû & visité la nommée Marie-Anne Babille , Couturiere , femme de Bernard Brulé , compagnon Charpentier, demeurant audit Ascy, & lui avoir trouvé ledit jour une plaie au ventre , longue de quatre à cinq pouces , de la largeur de cinq à six lignes , dont le bas étoit éloigné d'un pouce environ de l'aîne , &

montant en droite ligne , partie
prefque médiante jufqu'à l'umbilic , éloignée de deux à trois lignes
de la ligne blanche , ayant trouvé
même l'incifion un peu tournante
autour de l'umbilic ; une future
point ordinaire , même entrelacée,
les points de future affez éloignés ,
les deux lévres de la plaie légere-
ment abbouchées pour faciliter la
fuppuration externe , les nœuds
coulans & excédans du fil en haut
& en bas de la plaie ; future enfin
point enfeignée par les Auteurs ,
& que l'on peut même nommer
future Céfarienne , ou future propre à cette Opération ; le bas-ventre & la plaie fans inflammation ;
& enfin tout l'appareil pofé & remis ainfi qu'il eft expliqué ci-deffus.

Sont aussi comparus lesdits Bernard Brulé & ladite Marie-Anne
Babille sa femme, lesquels ont dit
& déclaré que l'attestation ci-dessus est véritable, & que ladite
Marie-Anne Babille est parfaitement guérie de ladite Opération :
en foi de quoi tous les susnommés
ont requis Acte au Notaire soussigné, desdites affirmations & at-
testations, qui leur a été octroyé
par ledit Notaire, attendu la méthode dont ledit Sieur Guenin s'est
servi pour obvier aux accidens
d'une Opération de ce genre, qu'il
a pour la seconde fois pratiquée à
leur connoissance. Fait & passé à
Acy, en l'étude du Notaire, à
l'égard desdits Sieurs comparans
& Maîtres en Chirurgie ; & à l'é-

gard defdits Brulé & fa femme,
en leur maifon , où ledit Notaire
s'eft à l'inftant tranfporté. L'an mil
fept cent quarante-neuf, le treiziéme jour de Mai , après midi , en
préfence de Jean Ourry , Menuifier , & de Nicolas Bertin, Ton-
nelier , tous deux demeurans audit
Acy ; Témoins qui ont figné avec
lefdits comparans & le Notaire en
la minute des Préfentes , ainfi que
lefdits Brulé & fa femme ; ainfi
figné, ATHENAS , Lieutenant ,
MEDOUS, ATHENAS, le fils, JA-
COB, P. V. CHAPELLE, B. BRULE',
MARIE-ANNE BABILLE, JEAN
OURRY, NICOLAS BERTIN, &
L. MARIENVAL, avec paraphe,
& en marge eft écrit controllé à
Acy, le dix-huit Mai mil fept cent

quarante-neuf : reçu douze sols ; signé, BARRAQUIN, avec paraphe,

L. MARIENVAL.

NOUS JEAN-BASILE VICTOR DUPORT, *Conseiller du Roy, Lieutenant-Général, Civil, Criminel, de Police & d'Epée, au Bailliage & Siége Présidial de Crépy en Valois, certifions à tous qu'il appartiendra, que l'Acte ci, & des autres parties, est signé de* LOUIS MARIENVAL, *Notaire Royal, demeurant à Acy : pourquoi foi doit être ajoutée à sa signature. Fait & donné en notre Hôtel audit Crépy, ce vingt-deux Mai mil sept cent quarante-neuf.*

DUPORT.

*N*Ous fouffigné, Prêtre, Curé de la Paroiffe d'Acy, Diocèfe de Meaux, Election de Crépy en Valois, certifie que le Sieur GUENIN, Maître Chirurgien, demeurant à Crépy en Valois, s'étant trouvé à Acy, le Mardi vingt-neuviéme jour d'Avril dernier, dans le tems que la nommée Marie-Anne Babille, femme du nommé Bernard Brulé, compagnon Charpentier de ma Paroiffe, étoit dans les douleurs d'un accouchement très-difficile, comme cela lui eft toujours arrivé toutes les fois qu'elle s'eft trouvée enceinte, plufieurs enfans ayans été privés du Baptême, & arrachés de fon corps fans vie avant celui-ci; ledit Sieur

Guenin ayant été appellé pour ai-
der le Sieur Jacob, Maître Chirur-
gien de ma Paroiſſe, à accoucher
ladite Marie-Anne Babille, &
ayant tenté de l'accoucher par les
voies ordinaires, & ayant trouvé
une réſiſtance infléxible dans ladite
femme pour une ſeconde tentative,
& ayant demandé elle-même qu'on
l'ouvrit, malgré les prieres & re-
préſentations du Sieur Guenin, de
ſa famille, & toutes les remon-
trances que je lui ai faites moi-mê-
me, & n'ayant pû rien gagner ſur
ſon eſprit, j'ai pris la précaution
de lui donner les Sacremens de l'E-
gliſe, & après l'avoir adminiſtrée,
ledit Sieur Guenin a procédé à l'O-
pération qu'on nomme Céſarienne;
l'enfant a été baptiſé, a vécu quel-

ques momens après ; la femme eſt
pleine de vie , va de mieux en
mieux , & ſe prépare à venir à
l'Egliſe au premier jour : tous ces
faits ſont vrais & certains ; en foi
de quoi j'ai délivré au ſieur Guenin
le préſent Certificat , pour lui valoir en tems & lieu , ce que de raiſon. A Acy , ce dix-neuviéme jour
de Mai mil ſept cent quarante-
neuf.

M. Le Neveu.

NOUS JEAN-BASILE VIC-
TOR DUPORT, Conſeiller du Roy,
Lieutenant-Général , Civil, Cri-
minel , de Police & d'Epée au
Bailliage & Siége Préſidial de
Crépy en Valois, certifions à tous
qu'il appartiendra , que le préſent
Certificat eſt ſigné du Sieur Le

*

Neveu, Prêtre, Curé d'Acy en Mulcien : pourquoi foi doit être ajoutée à sa signature. Fait & donné en notre Hôtel dudit Crépy ; ce vingt-deux Mai mil sept cent quarante-neuf.

DUPORT.

JE, Docteur en Médecine, Conseiller du Roy, & Médecin de Crépy en Valois, y demeurant, certifie à tous ceux à qui il appartiendra, que le Sieur GUENIN, Maître en Chirurgie de la Communauté de la même Ville, a fait l'Opération Céfarienne à la nommée Marie Babille, Couturiere, femme de Bernard Brulé, le vingt-neuf Avril dernier, suivant la méthode expliquée dans l'Acte paffé fé & dépofé chez Mᵉ Marienval, le treize Mai, à la réquifition de Meſſieurs de la Communauté de Chirurgie dudit Crépy, & dont lecture m'a été faite, & qu'aujour-d'hui, dix-neuf Mai, elle eſt en-tierement guérie : en foi de quoi j'ai délivré ce préſent Certificat au Sieur Guenin, pour en faire tel uſage qu'il jugera à propos. Fait à Crépy, ce dix-neuf Mai mil ſept cent quarante-neuf.

DUPUIS,
Doct. Med.

Nous JEAN - BASILE VIC-TOR DUPORT, Conſeiller du Roy, Lieutenant-Général, Civil, Cri-minel, de Police & d'Epée au Bailliage & Siége Préſidial de

Crépy en Valois, certifions à tous qu'il appartiendra, que l'Acte ci-dessus est signé du Sieur Dupuis, Docteur en Médecine, résident audit Crépy : pourquoi foi doit être ajoutée à sa signature. Fait & donné en notre Hôtel audit Crépy, ce dix-neuviéme Mai mil sept cent quarante-neuf.

DU·PORT.

JE me contenterai de rapporter les nouvelles observations que j'ai faites, soit pendant ou après l'Opération dont je donne ici l'Histoire, comme nécessaires à sçavoir pour remédier aux accidens qui sont survenus, & prouver l'utilité indispensable des deux nœuds à boucle arrê-

tés aux extrémités de la futptre.
Je renvoie à l'hiftoire précédente pour le détail de la méthode, parce que j'ai fuivi la
même, & je crois n'avoir point
de meilleure raifon à donner de
la préférence, que deux fuccès
auffi heureux ; quelques circonftances rapportées dans le Procès-verbal m'ont empêché d'en
faire mention : fi l'on veut bien
lire attentivement les deux pié-
ces, on réunira tout ce qu'il y a
d'effentiel.

Je fus mandé le 29 Avril
1749. par le Sieur Jacob, Maître en Chirurgie dans le Comté
d'Acy en Mulcien, & Bernard
Brulé, Charpentier, pour fe-
courir Marie Babille, Coutu-
b ij

riere , fa femme ; l'on me dit
que la Malade étoit en travail
dès la veille , & que les me-
fures prifes pour l'accoucher
avoient été inutiles jufqu'à cette heure : m'étant inftruit moi-
même de l'état des chofes ,
je trouvai effectivement que
l'accouchement étoit contre nature , l'enfant préfentant le coude & le côté tout à la fois ; ayant
effayé de le retourner pour la feconde fois , il me fut impoffible
de réuffir , quoiqu'il me parut
à la rigueur qu'on auroit pû le
faire , fi la femme eût voulu fe
prêter à l'opération néceffaire
pour cela. Je fis de mon mieux
pour l'y déterminer ; j'employai
l'autorité de fon Curé , celle de

ſon mari, de ſa mere, & les ex-
hortations de toute ſa famille ;
tout fut inutile, & pour toute
réponſe elle leur dit qu'elle ne
m'avoit envoyé chercher que
pour lui faire l'Opération ; de
plus, que la femme de Lelong,
ſa voiſine, depuis deux ans avoit
été opérée par moi ; qu'elle étoit
bien guérie, puiſqu'elle eſt ac-
tuellement enceinte de ſept à
huit mois ; qu'elle eſpéroit même être encore opérée au terme
ordinaire de l'accouchement,
& qu'elle comptoit bien en guérir encore. Ce débat qui durât
entre eux depuis midi juſqu'à
quatre heures ſans interruption,
excita dans la Malade des em-
portemens qui lui rendirent le

poulx très-vif; enfin ils se déter-
minerent tous à me laisser faire
l'Opération.

Après avoir préparé les instrumens & l'appareil, je fis monter un Artisan sur le lit de la
Malade, & je fis l'incision sans
presque entendre ses plaintes ;
ensuite je fis l'extraction d'un
fœtus mâle, qui ne vécut qu'environ deux heures, ensuite celle
du placenta: j'ôtai les grumeaux
de sang palpables qui pouvoient
être dans la capacité de l'utérus;
je bassinai les parties divisées ;
je fis la suture; j'apposai l'appareil, & fis le bandage unissant.
Quatre à cinq heures après l'O-
pération je lâchai la suture à la
faveur des nœuds coulans, &

je remis mon appareil. Quatre
heures après il furvint à la Malade une fuffocation & un vo-
miffement bilieux, de cinq en
cinq minutes environ, une pal-
pitation de cœur, & une foi-
bleffe qui lui faifoit perdre la parole ; je craignis pour fa vie,
mais en examinant quelle pouvoit être la caufe de ces accidens, je crus qu'on ne pouvoit
les attribuer qu'aux fuites de
l'Opération, & fur-tout au fang
répandu dans la capacité. Dans
cette idée je priai mon affiftant
de remonter fur le lit ; je défis
les nœuds à boucle des deux
extrémités de la future , commençant par celui du bas pour
en délacer les points jufqu'à fon

milieu, enfuite celui du haut pour finir à égale diftance les uns des autres jufqu'à celui où j'en étois refté, en obfervant que les lévres de la plaie fuffent exactement rapprochées par les mains de deux aides; les points étant tous défaits, ils ôterent leurs mains, & la plaie béante s'ouvrit avec facilité, de forte qu'écartant les fils de chaque point, je remarquai beaucoup de fang fourni par les vaiffeaux ouverts, dont l'abondance inondoit même la furface interne du péritoine, & l'externe des vifcéres du ventre, au point que par la préfence de ce fang épanché : on pouvoit expliquer tous les accidens : alors je preffai les lombes,

lombes, en gliffant jufqu'aux lévres de la plaie, pour ramener
le fang qui fortoit avec profu-
fion : dès le moment de fa fortie la refpiration devint prefque
libre, la circulation commença
facilement à fe faire, la Malade
reprit à l'inftant de nouvelles forces, & fut en état de me donner
le tems néceffaire pour vifiter
les parties internes, & m'affurer
que je n'avois point pris dans la
future les tégumens, ni l'intef-
tin, ni la Matrice : toutes ces
précautions prifes, je pinçai le
tégument & un bord de la Matrice, avec le pouce & l'index
de la main gauche, en élevant
affez pour connoître le dedans
de ce vifcére, & des mêmes

doigts de la droite j'écartai les fils de chaque côté, du haut en bas de la suture; je tirai à travers de l'ouverture les grumeaux de sang palpables qui s'y trou-verent ; j'introduisis un doigt dans la capacité de la Matrice, & j'en emmenai des grumeaux à l'orifice de la plaie, il s'en trouva un plus gros que les autres, que je ne pus faire passer à travers l'écartement des fils, ce qui m'obligea de le pétrir entre les deux doigts; ensuite je me fis apporter du vin tiéde, mêlé d'un peu d'eau de vie ; j'en versai dans l'utérus, puis je pré-cipitai le tout en allongeant le doigt dans l'orifice même, & j'apperçus à l'instant leur sortie

par le conduit ordinaire ; &
les lochies , dont le cours
étoit interrompu par ce gru-
meau , reprirent aussi-tôt leur
cours ; je bassinai ensuite toutes les parties apparentes , tant
internes qu'externes ; j'arrêtai
par ce moyen l'effusion du
sang de tous ces vaisseaux ;
je les essuyai de linges ap-
propriés , & faisant une seconde pression sur les lombes
comme la premiere ; j'abbou-
chai les lévres de la plaie , les
fis maintenir de chaque côté ,
pendant que je resserrois chaque point de future l'un après
l'autre , en commençant par le
bas , après avoir arrêté le fil d'un
nœud ; je continuai jusqu'au

haut, en les ferrant proportion-
nellement.

Cette feconde Opération,
dont le fuccès autorife la méthode que j'ai pratiquée, m'a
fourni de nouvelles remarques
fur la façon de l'éxécuter.

Je crois 1°. qu'un cordonnet
eft beaucoup plus commode
que plufieurs fils doublés &
roulés enfemble, parce que lâchant ou refferrant les points de
future, les fils peuvent fe défunir, & qu'étant obligé de les
tirer l'un après l'autre pour les
remettre enfemble ; cela doit
rendre l'Opération beaucoup
plus longue.

2°. Que ce cordonnet doit
être de moyenne groffeur ,

& les aiguilles un peu grof-
fes , afin que le cordonnet ,
devenu double lorfque l'aiguille eft enfilée , ne groffiffe point
trop la tête de l'aiguille , ce qui
l'empêcheroit de paffer aifément. On dira , peut-être , que
c'eft une attention commune
dans tous les cas de future ;
cependant j'y infifte, parce qu'il
m'a paru que la Malade fouffroit
plus dans le tems de la future
que dans l'Opération même.

3°. Qu'il faut ne point trop
multiplier les points de future,
& les faire en perçant les tégumens à trois & à quatre lignes
environ du bord de la plaie ,
parce que l'on ne doit pas craindre qu'ils manquent , les com-

preffes & le bandage maintenant
autant les parties que la future, & que d'ailleurs étant trop
multipliés, ils empêcheroient
la fortie des matieres qui fe pré-
fentent du dedans en dehors de
la plaie ; parce qu'enfin après
avoir lâché les points, ils empêcheroient d'ôter de dedans la
Matrice le fang coagulé, que
l'on peut extraire par l'introduction des doigts, au moyen
de quoi on peut remédier aux
accidens dangereux qui en ré-
fultent, comme on l'a vû dans
le cas préfent.

4°. Que lorfque quelques
heures après l'Opération l'on
veut délacer la plaie, il y
auroit quelqu'avantage à em-

ployer un inftrument ou crochet à pointe mouffe , pour
relever les fils applatis fur la
peau, & les maintenir pendant
qu'on lâche la future.

On trouvera au commence-
ment de cette Differtation deux
Actes paffés devant Notaires ,
pour certifier la méthode que
j'ai fuivie, & la guérifon de la
Malade, avec deux Certificats
authentiques, l'un de M. *Dupuis*,
Docteur en Médecine, & Médecin à Crépy ; l'autre de M.
Le Neveu , Prêtre , & Curé
d'Acy.

F I N.

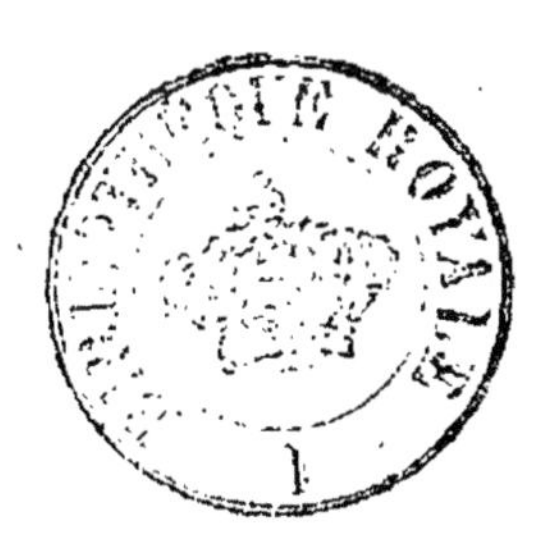

PRIVILEGE DU ROI.

LOUIS, par la grace de Dieu, Roi de France et de Navarre, à nos amés & féaux Conseillers les Gens tenans nos Cours de Parlement, Maîtres des Requêtes ordinaires de notre Hôtel, Grand Conseil, Prevôt

de Paris, Baillifs, Sénéchaux, leurs Lieu-
tenans-Civils & autres nos Jufticiers qu'il
appartiendra, SALUT ; notre amé PIERRE-
GILLES LE MERCIER , Libraire & Impri-
meur à Paris, ancien Adjoint de fa Communauté, Nous a fait expofer qu'il défire-
roit imprimer, & donner au Public un Ouvrage qui a pour titre : *Hiftoire d'une Opération Céfarienne*, *faite avec fuccès par
M. GUENIN, Maître Chirurgien* ; s'il
Nous plaifoit lui accorder nos Lettres de
Permiffion pour ce néceffaires. A CES CAU-
SES, voulant favorablement traiter l'Expofant, Nous lui avons permis & permettons
par ces Préfentes, de faire imprimer ledit
Ouvrage en un ou plufieurs volumes, &
autant de fois que bon lui femblera, & de
le vendre, faire vendre & débiter par tout
notre Royaume pendant le tems de trois
années confécutives, à compter du jour de
la date defdites Préfentes ; faifons défenfes
à tous Libraires, Imprimeurs & autres perfonnes, de quelque qualité & condition
qu'elles foient, d'en introduire d'impreffion
étrangere dans aucun lieu de notre obéiffan-
ce, à la charge que ces Préfentes feront
enregiftrées tout au long fur le Regiftre
de la Communauté des Libraires & Imprimeurs de Paris, dans trois mois de la
date d'icelles ; que l'impreffion dudit Ouvrage fera faite dans notre Royaume, &
non ailleurs, en bon papier & beaux ca-
racteres, conformément à la feuille impri-

mée attachée pour modéle fous le contre-
fcel des Préfentes ; que l'Impétrant fe con-
formera en tout aux Réglemens de la Li-
brairie , & notamment à celui du 10 Avril
1725. qu'avant de l'expofer en vente, le
Manufcrit qui aura fervi de copie à l'impreffion dudit Ouvrage , fera remis dans le
même état où l'Approbation y aura été
donnée, ès mains de notre très - cher &
féal Chevalier le fieur DAGUESSEAU, Chancelier de France , Commandeur de nos Or-
dres , & qu'il en fera enfuite remis deux
Exemplaires dans notre Bibliothéque publique , un dans celle de notre château du
Louvre , & un dans celle de notredit très-
cher & féal Chevalier le fieur DAGUESSEAU,
Chancelier de France , le tout à peine de
nullité defdites Préfentes. Du contenu def-
quelles vous mandons & enjoignons de
faire jouir ledit Expofant ou fes ayans cau-
fes , pleinement & paifiblement , fans fouffrir qu'il leur foit fait aucun trouble ou
empêchement. Voulons qu'à la copie des
Préfentes , qui fera imprimée tout au long
au commencement ou à la fin dudit Ouvrage , foi foit ajoutée comme à l'Original.
Commandons au premier notre Huiffier ou
Sergent fur ce requis , de faire pour l'éxé-
cution d'icelles tous Actes requis & néceffaires , fans demander autre permiffion ,
& nonobftant clameur de Haro, Charte
Normande & Lettres à ce contraires. Car
tel eft notre plaifir. DONNE' à Paris,

le quatorziéme jour du mois d'Avril, l'an
de grace mil sept cent quarante-neuf,
& de notre Regne le trente-quatriéme. Par
le Roi en son Conseil.

Signé, SAINSON.

*Régistré sur le Registre XII. de la Chambre
Royale des Libraires & Imprimeurs de Paris,
N° 135. fol. 127. conformément aux anciens
Réglemens, confirmés par celui du 28 Février 1733. A Paris, le 18 Avril 1749.*

Signé, G. CAVELIER, Syndic.